Esto es Reiki

Esto es Reiki

El libro que ha inspirado a miles de reikistas

Arístides Molina

Primera Edición: Junio, 2006

Segunda Edición: Junio, 2013

Tercera Edición: Junio, 2019

https://estoesreiki.com

ISBN13: 978 1 5217 0826 2

DEDICATORIA

A Migo,
A mi familia terrestre,
A mis alumnos y colegas,
A la familia Yo Soy.

CONTENIDO

AGRADECIMIENTOS

A Wilda Soto Aguirre, por creer en mí y emprender a mi lado un camino desafiante, lleno de asombros, reveses y conquistas, pero siempre nuevo y hermoso.

A Marinela Ramírez, por su confianza, su amistad y su apoyo para éste y otros proyectos que hemos compartido. ¡Gracias!

A mis queridos y entrañables alumnos, con quienes hemos compartido risas y lágrimas... Sin ellos no existiría este libro.

A Silvia Yadira Ladera Castro, mi socia espiritual, compañera de búsquedas y encuentros, por su apoyo incondicional en casi cualquiera de mis "locuras".

A todos los maestros de Reiki; a mi linaje y en especial a mi Maestro de Reiki Usui Tibetano, Jaime Oliver P.

A mis maestros conscientes como Paramahansa Yogananda y Osho. Ellos saben por qué.

A los maestros de otros planos como Kryon, Serapis, El Grupo, Kwan Yin, Tobías y el Arcángel Miguel. Gracias por su sabiduría y compasión infinitas.

A la Fuente, a mi Ser Superior y a mis guías, por permitirme tener esta experiencia humana e iluminar mi camino.

A toda la familia YO SOY,

Gracias.

PRÓLOGO

Desde hace muchos años, cuando inicié mi camino de aprendizaje consciente del Tarot y Terapias vibracionales, tuve noticias de la Energía Reiki, pero consideraba que era una terapia demasiado complicada para mí, que ocuparía mucho de mí ya escaso tiempo y lo veía más cónsono con los Masoterapeutas, estudiosos de la Medicina Tradicional China y Sanadores "de cabina", mientras que yo prefería mi trabajo más mental, psicoespiritual y de orientación. Leía acerca del tema más por curiosidad que por interés de aprendiz y tomaba algunas informaciones generales tan solo de forma referencial. Eso que se ha dado en llamar "cultura general".

20 años después conozco a Arístides Molina y se inicia una riquísima cadena de sincronicidades que nos lleva a compartir diferentes roles y experiencias conjuntas. En el último año hemos sido uno maestro del otro, discípulo del otro, compañeros de trabajo y asociados en proyectos editoriales. En todos los ambientes y situaciones él siempre ha transmitido conocimientos de vida, más allá aún de su dominio de terapias

complementarias y holísticas, que ya lo colocan en un rol de maestro capacitado y confiable. Es siempre placentero y aleccionador escuchar sus reflexiones, conclusiones y aportes, e infinitamente inspirador compartir sus inquietudes, proyectos y paradojas.

El trabajo que estás por leer es el resultado de años de investigación, aprendizaje y vida. No sólo es la obra de un amigo muy querido, sino también de un maestro de quien se aprende en cada encuentro. Esto es Reiki es el producto de la sistematización que Arístides Molina ha realizado a lo largo de mucho tiempo como medio para transmitir a sus discípulos, parte de su experiencia en este sendero, además de nuevos aportes, imágenes y otros contenidos.

Está escrito con el amor que sólo un maestro pone en sus enseñanzas y con la dedicación que un guía pone para facilitar el camino a quienes lo siguen. He allí lo trascendental de esta misión que él ha aceptado cumplir con esta publicación. No es un libro escrito con la intención de ser publicado y comercializado, sino con el deseo de comunicar, compartir y perpetuar un saber decantado y vivido. Ahora impreso y a la disposición del gran público, se convierte en un faro, un mentor y un recurso invalorable para el aprendizaje. En él se expresa con sencillez y profundidad los principios del Reiki, sus objetivos y procedimientos, pero además el producto de las vivencias de un terapeuta agudo y acucioso, la síntesis de años de camino andado y experiencia vivida. Quienes han incursionado en este vasto conocimiento por otros medios, encontrarán en esta obra las respuestas a muchas de sus interrogantes, la aplicación más inspiradora de Reiki y una guía tan clara y orientadora que la convierte en un texto de consulta obligatoria. Para quienes no conocen este inspirador camino de sanación, Esto es Reiki pondrá a su alcance una guía para iniciar un camino de ascensión.

Reiki es una forma de sentir y compartir, es una forma de dar y recibir amor y una forma de sanar, pero por, sobre todo, de alabar y vivenciar el amor de la Fuente de Luz infinita. En tal sentido, el presente, más que un libro sobre Reiki, es Reiki...

Finalmente, ya que hablar de Reiki es hablar de su creador, Mikao Usui, no puedo dejar de comentar acerca de la lápida que sus discípulos erigieron unos pocos años después de su muerte. En ella se lee que era un hombre bueno, humilde, trabajador, de complexión fuerte y siempre con una sonrisa en el rostro. Era una persona de talento, le gustaba leer y tenía un conocimiento profundo de Historia, Medicina, así como de varias disciplinas espirituales y esotéricas... ¡Vaya paralelismo! ¿Cómo describir mejor al autor de esta obra?

Namasté.

Lic. Marinela Ramírez
Directora Escuela Superior de Tarot

NOTA DEL AUTOR

Ante todo, unas palabras a título personal acerca de Reiki.

Estudiar Reiki es algo muy sencillo y toma apenas unas pocas horas para conocer la técnica y recibir la sintonización energética. Vivir Reiki es una experiencia espiritual para toda la vida. En mi caso personal Reiki ha cambiado tanto mi vida, que no recuerdo un solo aspecto que no haya sido tocado por esta sutil y maravillosa energía. Reiki actúa en silencio y constantemente, operando cambios en nosotros que en muchos casos resultan milagrosos. En realidad, más que una técnica de sanación, Reiki es un regalo, una dispensación divina para nuestra especie, para el Planeta y para todo el Universo.

Para mí es un genuino placer compartir contigo la experiencia Reiki.

Dunas

Reiki con intención

no tiene límites,

Reiki sin intención

es una oportunidad desperdiciada.

¿PARA QUÉ OTRO LIBRO DE REIKI?

Existen muchos libros de Reiki disponibles en español, pero no tengo noticias de que exista uno, escrito por un cubano-venezolano. Si bien esa sería una buena razón para editar esta publicación, no es la única.

Escribir este libro, regido por la enseñanza de Reiki Usui Tibetano, es una manera de honrar lo que la práctica y la vivencia de Reiki me han dado durante estos años. Reiki ha sido un gran compañero en mi vida y me ha facilitado enfrentar diferentes procesos de autoconocimiento, autovaloración y paz interior, que de otro modo no sé cómo hubieran sido posibles.

Por supuesto que no voy a repetir lo que he encontrado en los manuales que recibí de mi maestro, ni voy a repetir lo dicho en otros libros sobre el tema. Si bien una parte del contenido es ineludible y va a ser similar en todos los libros de Reiki, mucho de lo expuesto aquí es el resultado de mi experiencia e intuición, facultad esta que se ha desarrollado notablemente con la vivencia de Reiki.

Este libro es, esencialmente, el resultado de la madurez de mi relación con Reiki. Lo que me ha permitido expandir mi comprensión, abrirme a otros contenidos y encontrar nuevas e interesantes relaciones entre diferentes conceptos, enriqueciendo así mi percepción de lo que esta técnica significa.

Hago cierto énfasis en los aspectos energéticos de Reiki, para hacer explícita la unidad energética de todo lo que existe y mostrar cómo Reiki se inserta y relaciona con la totalidad. Las cosas espirituales no están divorciadas de lo material y por tanto son susceptibles de ser analizadas con una suerte de razón-intuición que bien podríamos llamar lógica espiritual. Éste es un recurso muy socorrido en momentos en que todos nuestros referentes de fe han fallado y nos sentimos incrédulos.

La lógica espiritual que se propone en este libro, permite que te acerques al Reiki no sólo como una creencia, sino también desde los planos elevados de la comprensión consciente.

Esta aproximación al entendimiento de la técnica, puede hacer la diferencia entre hacer Reiki o no hacerlo, en esos momentos difíciles en que falla todo lo que está basado en la fe. Es una manera de decirle al practicante de Reiki que no necesita creer en Reiki, pues existe un fundamento de que esta técnica funciona, más allá de las creencias y la devoción.

ACERCA DE LA ENERGÍA

Energía es todo lo que existe. Por tanto, una definición precisa no es posible, dado que nuestra mente no puede abarcar la totalidad, ni siquiera con la imaginación. A falta de una definición, el hombre estudia la energía a través de sus manifestaciones. Es así como se han caracterizado, a través de la ciencia, diferentes tipos de energía. A modo de ejemplo citamos la energía gravitacional; la energía electromagnética y la energía nuclear.

La física cuántica ha llegado a un punto en que reconoce que la materia no es diferente de la energía, sino que se trata de energía en un estado que se percibe como materia. Desde hace más de 30 años los físicos crean materia, "de la nada", a partir de la energía, utilizando los aceleradores lineales. Irónicamente se trata de una de las máquinas más grandes construidas por el hombre, varios kilómetros, diseñadas solamente para estudiar el micromundo.

Más allá de los tipos de energía que reconoce la ciencia, existen otros más sutiles que han sido reconocidos y utilizadas por diferentes culturas a través de los siglos. Los chinos hablan de Qi (Ki para los japoneses), definiendo varias clases de energía como el Qi Ancestral, el esencial, el adquirido, entre muchos otros. Los hindúes le llaman Prana a la energía sutil que anima la vida. En occidente, una energía similar se ha conocido como Orgón, Fuerza Ódica y Luz Astral.

El aura humana se forma con la energía de los cuerpos sutiles, invisibles al ojo humano común, como son: el etérico, el emocional o astral y el mental. Existen modernos aparatos sofisticados que dan fe de estas energías, como el Dermatrón, capaz de medir aspectos del cuerpo etérico, y la cámara Kirlian, que tiene la habilidad de mostrar el aura humana. También existen otras herramientas menos sofisticadas como el péndulo y las varillas de radiestesia, que permiten interactuar con el campo áurico humano. Al menos una parte de la energía de estos cuerpos sutiles es de tipo electromagnético, con una vibración difícil de detectar con aparatos convencionales.

En años recientes, el Dr. PhD. David R. Hawkins, médico psiquiatra e investigador, logró medir la energía de los niveles de conciencia utilizando técnicas de kinesiología. Uno de los resultados más interesantes de su trabajo, es la creación de una escala que facilita el estudio, la comprensión y la evaluación de los niveles de consciencia de personas, objetos o eventos. Este descubrimiento comprueba el antiguo paradigma de que todo es energía, incluyendo los aspectos sutiles de la consciencia. Más adelante trataremos con mayor detalle algunos aspectos relevantes de este descubrimiento.

Propiedades de la Energía

Tanto en la ciencia como en la espiritualidad, en la física y en la metafísica, se han empleado muchos modelos para describir la naturaleza de la energía. Si bien ninguno de esos modelos es exhaustivo, cada uno de ellos sirve para acercarnos intelectual o intuitivamente a aquellos aspectos de la energía que queremos resaltar.

Uno de los modelos más utilizados para representar la energía, desde el punto de vista de la física, es el modelo de ondas. Se ha aplicado con éxito para estudiar aspectos del comportamiento del sonido, de la energía electromagnética (ondas cerebrales, de radio, de TV, de microondas, infrarrojo, luz visible, ultravioleta, rayos X, etc.) y de las micropartículas. También ha sido muy útil en mi enseñanza de Reiki, para transmitir algunas propiedades cruciales de la energía que pueden resultar un poco difíciles de comunicar.

En el gráfico se presenta una síntesis de algunas de las propiedades fundamentales de la energía explicadas mediante las ondas.

Veamos estas propiedades, una a la vez:

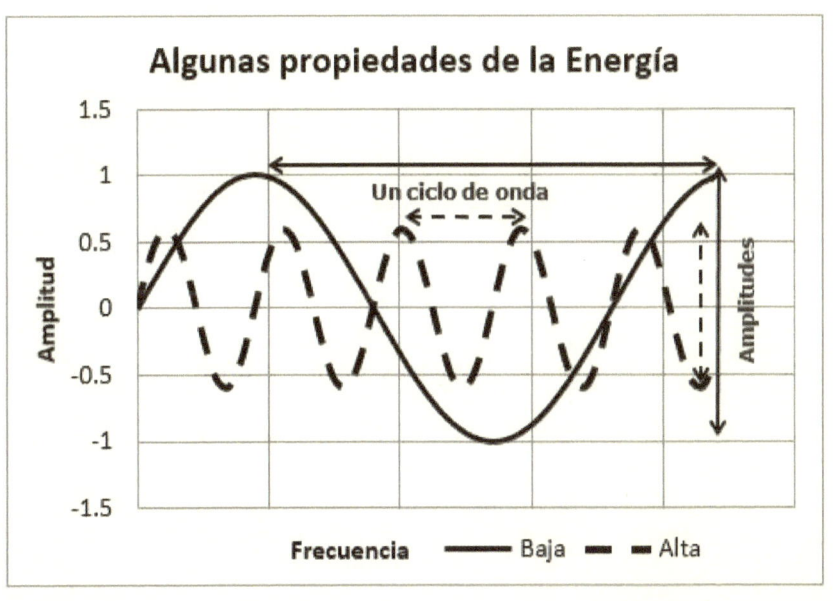

Aspecto oscilatorio

Las dos ondas del gráfico tienen una porción arriba del cero y otra debajo. La porción de arriba puede identificarse como la parte positiva: Yang, masculino, actividad, el día, verano; mientras que la parte de abajo se relaciona con lo negativo: Yin, femenino, reposo, la noche, invierno. Ambas porciones son la misma energía. Es una unidad que se expresa en este plano oscilando entre polaridades opuestas. No existe una sin la otra, del mismo modo que no existe Yang sin Yin, día sin noche, reposo sin actividad.

Es de vital importancia comprender esta característica de la energía, pues nos ahorra la estéril creencia de que puede existir algo llamado energía positiva separado de su contraparte negativa o viceversa. Lo mismo se hace extensivo al concepto de buenos y malos que tanto se esgrime cuando se observan las cosas desde el ángulo de la ética. No existe lo bueno separado de lo malo. Los dos aspectos: Yin y Yang sólo existen como aspectos de la unidad subyacente y de la que son parte integrante. No existen dos cosas, sólo existe una cosa que se aprecia como dual en determinadas circunstancias y con determinado nivel de consciencia.

Frecuencia

Es la cantidad de veces que una onda se repite a sí misma en un tiempo dado. Usualmente se expresa en hercios o hertzios (Hz) en honor al físico alemán Heinrich Hertz. Un Hz es un ciclo por segundo. La onda con la línea continua en el gráfico tiene una frecuencia mayor que la línea discontinua, es decir, que tiene una mayor vibración.

La frecuencia es una medida del poder de la energía. A mayor frecuencia, mayor es la energía. En el espectro electromagnético las frecuencias de radio (10 Hz a 10^9 Hz) son prácticamente inocuas, en cambio las frecuencias algo más altas del ultravioleta (mayores que 10^{15} Hz) dañan la piel y los rayos X (mayores que 10^{17} Hz) pueden causar esterilidad y enfermedades graves.

Los sonidos son también frecuencias, tal como ocurre con las notas musicales. A cada nota de cada octava corresponde una frecuencia fundamental que, en el caso de la nota LA central del piano, es 440 Hz. El rango de frecuencias audibles se ubica entre 20 Hz y 20KHz aproximadamente, donde las frecuencias más bajas corresponden a sonidos graves y las frecuencias mayores a los sonidos agudos.

En el campo de la consciencia, el Dr. Hawkins ha caracterizado los diferentes niveles de consciencia en términos físico-matemáticos, con una escala de frecuencias medida en hertzios. Es así que la vergüenza es una vibración en la frecuencia de 10^{20} Hz, mientras que la ira vibra a 10^{150} Hz y la alegría a 10^{540} Hz. La rabia es de menor frecuencia que la alegría. De ahí que la rabia sea una emoción que baja nuestro nivel de consciencia y la alegría la aumenta. Lo que a veces reconocemos como energía negativa, no es otra cosa que energía de baja frecuencia o vibración y la llamada energía positiva no es otra cosa que energía de alta frecuencia. Todas las vibraciones, bajas o altas, tienen un aspecto positivo y otro negativo al manifestarse en la dualidad.

Amplitud

La amplitud es un indicativo de la cantidad de "elementos" con la misma frecuencia. Si hablamos de la luz, la amplitud de un haz de luz roja nos habla de la cantidad de fotones con luz roja que se emiten. La amplitud se percibe como la intensidad de dicha luz.

Los sonidos que escuchamos en la radio, son un conjunto de frecuencias que percibimos simultáneamente. La amplitud de estos sonidos no es otra cosa que el volumen de la radio. Si bajamos el volumen a cero, no se escucha nada, no se expresa ninguna de las frecuencias sonoras. A medida que subimos el volumen hay mayor amplitud para cada una de las frecuencias.

Asimismo, en el plano conductual, si estoy un poco enojado tengo una amplitud de enojo menor que si estoy muy enojado. El enojo es una frecuencia que, cuando posee cierta amplitud, se hace perceptible -sé que estoy enojado-, sin embargo, la magnitud de la amplitud puede hacer la diferencia en mi comportamiento. Una gran amplitud en el enojo significa que el enojo me ha segado y soy presa de esa emoción. Si la amplitud del enojo es cero, significa que dicha energía no se está expresando en absoluto.

Coexistencia no destructiva

Todas las frecuencias pueden expresarse en cada punto del espacio-tiempo. Es decir, cada punto del espacio tiempo es un contenedor capaz de soportar todas las frecuencias a la vez. Esto quiere decir que en teoría, todas las frecuencias están en todas partes, pero muchas de ellas tienen amplitud cero y por tanto no se expresan, no son percibidas.

Esto se ejemplifica muy bien con las ondas de radio. En un mismo equipo de radio, utilizando exactamente la misma antena, se pueden escuchar frecuencias diferentes, incluso bandas de frecuencias diferentes como AM y FM. También los sonidos y la música, son un claro ejemplo de esta propiedad de la energía. Cada instrumento tiene un timbre diferente, que no es otra cosa que la combinación simultánea de frecuencias y amplitudes que se producen al ejecutar cada nota. Los arreglos musicales y las corales son ejemplos de cómo el hombre ha aprendido a utilizar para su deleite esta coexistencia no destructiva de diferentes frecuencias.

En las personas este principio se observa muy bien en la coexistencia de los diferentes rangos o bandas de frecuencias correspondientes al físico, el emocional y el mental en un mismo cuerpo humano. Incluso dentro de los niveles vibratorios del cuerpo físico, cada órgano maneja un espectro de frecuencias particular. También se evidencia la coexistencia no destructiva, en la mezcla de sentimientos y emociones que continuamente experimentamos al combinar diferentes niveles de consciencia.

Armonía

La armonía es una propiedad de la energía que habla del concierto o afinidad natural de las frecuencias y la relación intrínseca entre ellas. Cuando varias frecuencias se expresan conjuntamente en armonía, el resultado se percibe casi siempre como algo agradable.

En el caso de la música, el paradigma de la armonía energética se expresa muy claramente a través de las relaciones entre los diferentes sonidos de las escalas. Un acorde es un ejemplo de armonía que combina varios sonidos o frecuencias. Las combinaciones armónicas de los acordes se basan en las relaciones naturales entre las frecuencias o armónicos que se producen al emitir un sonido musical.

Un acorde de Do natural se construye resaltando los armónicos más relevantes que se producen al emitir la nota Do. Los armónicos son múltiplos enteros de la frecuencia fundamental del Do. En este caso serían: f - Do frecuencia fundamental o tónica; 2f - Do tónica una octava más alta; 3f - Sol dominante que da origen a un intervalo de 5ta; 4f - Do tónica dos octavas más altas; 5f - Mi mediante que da origen a un intervalo de 3ra.

Los armónicos sucesivos, si bien existen, se expresan en menor medida, es decir, tienen mucha menos amplitud que los ya citados. De este modo, un acorde de Do natural se forma con las notas Do, Sol, Mi, que son los armónicos más relevantes de la nota Do.

En los niveles de consciencia suele ocurrir algo similar. La rabia y el miedo suelen estar íntimamente relacionadas, al igual que la alegría y la paz. Claro está que el conocimiento de los armónicos de los niveles de consciencia no está tan sistematizado como el de la música, pero es evidente la existencia de relaciones armónicas entre ellos.

Resonancia

La resonancia es el mecanismo fundamental de interacción de la energía a todo nivel. De manera sencilla, puede explicarse como el efecto sinérgico que se produce cuando se encuentran dos energías con frecuencias idénticas o similares.

Este efecto sinérgico se traduce mayormente en que las amplitudes de ambas frecuencias se combinan y nutren mutuamente, creando una energía de gran intensidad (amplitud) para dicha frecuencia. Usualmente la resonancia, dejada por su cuenta, tiende a aumentar indefinidamente hasta que alguno de los sistemas portadores de dicha frecuencia colapsa.

Tal fue el caso del puente Tacoma, en Estados Unidos, que se derrumbó el 7 de noviembre de 1940 a consecuencia de vientos moderados de 68 Km/h. Estructuralmente, este puente poseía frecuencias que eran muy similares a las de la energía generada por el viento. El puente comenzó a oscilar, levemente al principio, pero al mantenerse la frecuencia pulsada por el viento, la amplitud de su oscilación aumentó de tal manera que se destruyó.

Pero la resonancia no es destrucción en sí misma, sino sólo el efecto sinérgico entre sistemas diferentes que tienen frecuencias idénticas o similares.

La resonancia es el modo de interacción entre las personas, pues también somos energía, como lo son nuestros pensamientos y emociones. Si manifiestas ira a una persona, es muy probable que la persona manifieste ira contigo, a menos que se trate de alguien consciente capaz de tomar sus propias elecciones. Si manifiestas alegría, es alegría lo que recibirás. Si sólo aparentas alegría, pero en realidad no es esa tu vibración fundamental, los demás lo sentirán de algún modo y actuarán en consecuencia, consciente o inconscientemente.

El conocimiento de esta propiedad nos permite ver que somos responsables por las circunstancias de nuestra vida. Nuestras percepciones, a todo nivel, son posibles por la existencia de la resonancia. Vemos, palpamos, olemos y sentimos por resonancia.

Emocionalmente, sólo resonamos con aquellas frecuencias que tenemos incorporadas. De modo que nuestro enojo, por ejemplo, no se debe a nada externo, sino a que tenemos ese tipo de vibración en nuestros cuerpos y permitimos que se amplifique, ya sea por contacto directo con dicha frecuencia o como armónico de otra vibración emocional afín con el enojo.

Si se dejan las cosas por su cuenta, siempre seremos fáciles presas de las mareas emocionales. Pero si tomamos consciencia de lo que ocurre, sin apasionamiento, podemos cambiar conscientemente el curso de los acontecimientos y enrumbar nuestra vida por el camino que elegimos.

Analogía

La analogía es otro aspecto crucial de la energía y se refiere a una clase especial de armonía y de resonancia. Se trata, como hemos visto, de que existen energías de diferente naturaleza como la electromagnética, la gravitacional, las emociones, el sonido, la mecánica, la térmica y muchas otras. Una energía de un tipo dado, puede estimular, regular o servir de referencia a otro tipo de energía, propiciando así su organización.

Tomemos el caso de los colores y el sonido. Existe una analogía bastante definida entre estos dos tipos de energía, que relaciona el rojo con la nota Do, el anaranjado con la nota Re y así sucesivamente. Estas dos energías, a su vez, se relacionan con la biología humana de diferentes maneras. Una de ellas es a través de los chakras.

De este modo podemos emplear sistemas de energía como el color o el sonido para regular y estimular otro tipo de sistema, análogo a estos, que es el sistema de chakras. Pero si observamos las analogías de los 5 elementos de la cosmología china, encontramos que podemos utilizar los colores y sonidos de una manera diferente para estimular la energía vital, los órganos y las emociones.

Otro caso de analogía es la energía de los aromas. Este es un tipo de energía bioquímica, es decir electromagnética, que tiene la capacidad de estimular otros tipos de energía como la emocional y mental. La analogía es también uno de los mecanismos fundamentales de la mente, de modo que es afín a la energía del pensamiento.

Resonancia Armónica Analógica

Si bien ya se ha hablado anteriormente de las interacciones de la energía, es importante resumir este tema presentando el mecanismo básico de todas las interacciones de la energía.

La interacción entre todas las cosas en el Universo se basa en un principio que denominamos **Resonancia Armónica Analógica**. Si bien este no es el único principio que define y engloba dichas interacciones, sí es válido para explicar cómo ocurren. Se trata de una visión sistémica global que aplica a todas las definiciones particulares en relación con el tema de la interacción energética. Este principio sirve también como marco de referencia para estudiar posibles interacciones no anticipadas entre diferentes tipos de energía.

La Resonancia Armónica Analógica fundamenta con gran elegancia todos los sistemas de sanación alternativos. Tomar conciencia de su existencia y familiarizarse con sus mecanismos, podría propiciar la combinación más eficiente de los diferentes tipos de energía para múltiples usos.

Extendernos en este principio en particular, va más allá del objetivo de este libro de Reiki. Sin embargo, consideramos que es relevante al menos su mención, en el marco de estos comentarios acerca de la energía y de sus mecanismos fundamentales.

ARÍSTIDES MOLINA

NIVELES DE REIKI

Para su enseñanza el Reiki se estructura por niveles, permitiendo que el estudiante se acostumbre paulatinamente a la técnica y pueda comprender gradualmente la profundidad y el espíritu de este sistema.

Diferentes escuelas tienen diferentes estructuras de enseñanza y varían en general desde un mínimo de 3 niveles a un máximo de 13. El sistema Usui Tibetano, descrito en este libro, se estudia en 3 niveles que describimos a continuación, más la Maestría para enseñar a otras personas.

Nivel I. Físico. El Despertar

El iniciado recibe en este nivel la preparación básica para transmitir energía Reiki. El proceso de depuración personal opera a nivel físico con cierta fuerza, dado que se acondiciona la biología por primera vez para canalizar esta energía.

No se requiere ningún conocimiento previo y la información que se transmite tiene que ver con la naturaleza de Reiki, modo de acción, técnicas de aplicación, posiciones de las manos.

También se estudia acerca de los centros energéticos principales o chakras y la historia y principios del Reiki.

Este nivel de Reiki es un genuino despertar, pues al recibir esta primera alineación se abre un universo nuevo para el iniciado.

Nivel II. Emocional y Mental. La transformación

Este nivel tiene como requisito haber tomado el primer nivel, pero esto no es indicativo de que un nivel sea superior a otro. La precedencia se debe a que se requiere un orden de trabajo con nuestros cuerpos, de modo que el proceso sea dosificado y que el impacto energético que se recibe pueda ser asimilado sin mayores contratiempos.

El reikista que decide hacer este Nivel, ha tomado consciencia de que desea o necesita incrementar su potencial energético Reiki. También se llega a este nivel como resultado de una necesidad interior de continuar la transformación que se inició en el primer nivel.

Se enseñan los símbolos básicos de Reiki, que son atractores de energía. Se amplían las técnicas de utilización de Reiki y se profundiza en los principios. Aquí el énfasis del trabajo está en los cuerpos emocional y mental.

Una de las habilidades más notables que se rescatan en este nivel es la posibilidad de enviar Reiki a distancia y a través del tiempo. Con esta técnica se obtienen resultados equivalentes a los de los tratamientos presenciales.

Hace unos años, se debía esperar un mínimo de 21 días o un mes luego de una iniciación de primer nivel para hacer una de segundo nivel. Ahora, gracias al significativo aumento de la frecuencia en el planeta, es posible realizar en días consecutivos el primer y segundo nivel de Reiki, sin menoscabo de la calidad del resultado. No obstante, he visto que las iniciaciones de nivel I y II con los 21 días de por medio, calan más profundamente en algunas personas y tienen más oportunidades de apropiarse de esta valiosa herramienta.

Nivel IIIA. Conciencia. La realización

Este es un nivel muy especial. Es el nivel donde el reikista asume un compromiso personal más claro consigo mismo. Tiene como requisito haber sido iniciado en segundo nivel y esperar un mínimo de 30 días a 6 meses, dependiendo de su nivel de práctica.

Se conoce también como la Maestría Interior, pues el alumno recibe el símbolo maestro, lo que amplía notablemente la intensidad de la canalización energética y su alcance.

Se aprende a realizar la cirugía energética y a trabajar con los mandalas de antahkarana y con el mandala de cristales, entre otras técnicas.

Este nivel ayuda al reikista en el proceso de convertirse en un maestro para sí mismo. Si bien no puede iniciar a otros, su potencial energético y de auto-transformación es inmenso.

Nivel IIIB. Maestría

La Maestría es el nivel en que se aprende el proceso de iniciar a otros en los diferentes niveles de Reiki.

Igual que en todos los demás niveles, el compromiso personal es la clave de todo el proceso y el determinante de los resultados. Es importante destacar que el hecho de tener la maestría no convierte a la persona en un guía espiritual. De lo que trata la maestría es de estar capacitado para iniciar a otros. Las iniciaciones que se han recibido antes han preparado al reikista para que la energía fluya en las cantidades y calidades requeridas para que esta persona pueda iniciar a otros.

Paralelamente a esto, es deseable que el reikista pueda utilizar Reiki para su propio proceso vital, lo que puede favorecerle para alcanzar niveles de conciencia altos y por tanto pueda, además de iniciar en Reiki, apoyar o estimular otros procesos de crecimiento individual o grupal.

NIVEL I
El Despertar

¿QUÉ ES REIKI?

Reiki es un sistema de sanación que opera a nivel sistémico. Esencialmente se trata de una energía equilibrante que facilita la sincronización de los campos energéticos en todo lo que existe.

Este sistema de sanación utiliza armónicos de un espectro de energía de alta frecuencia, proveniente de planos espirituales, capaz de alinear, por resonancia, los campos energéticos de menor frecuencia correspondientes al plano denso, donde se encuentran los cuerpos: físico, etérico, emocional y mental.

La energía Reiki es inagotable y se encuentra en todas partes. Está disponible a todos por igual y se trasmite de una persona a otra, en principio, mediante la aplicación de las manos. Las personas que trasmiten este tipo de energía se denominan canal Reiki, reikiano o reikista y obtienen esta capacidad por medio de un proceso de iniciación.

En realidad, Reiki es también un sistema de perfeccionamiento del propio ser. Un camino de evolución espiritual, de elevación de la conciencia y de liberación.

Además del aspecto práctico de transmitir energía para generar resonancia y equilibrar, Reiki también propone una filosofía vital. Una manera de explorarnos a nosotros mismos conscientemente y de enfrentar este proceso llamado vida.

Historia

Hay varias historias sobre el origen de Reiki que pueden parecer más creíbles a unos u otros. En este libro, me abstengo de contar historias difíciles de verificar y me centro en otros aspectos de la técnica, de mayor relevancia para la práctica del reikista. Se puede obtener información de tipo histórico sobre Reiki, en la extensa bibliografía disponible en el mercado.

Lo que he podido extraer de común o notorio en las diversas historias es lo siguiente:

- Se tienen registros de sanación con las manos en el Tibet desde el 6000 AC.

- Existen registros budistas del 500 AC, donde aparecen los símbolos de Reiki para atraer la energía.

- En 1908 el japonés Mikao Usui (1865 - 1926) revive esta técnica milenaria de sanación, por lo que se le conoce como el redescubridor de Reiki.

- Se dice que Mikao Usui obtuvo parte de la información de los símbolos estudiando manifiestos tibetanos y budistas y que obtuvo la inspiración de una fuente no humana, tal vez una canalización, durante una meditación de 21 días en el monte Kurama, en Japón.

- Mikao Usui revindicó un arte milenario.

- Mikao Usui inició un linaje de sanación, trasmitiendo a sus discípulos el proceso de iniciación. Este es uno de los aspectos más importantes de Reiki que no se compara con nada de lo hecho antes. Muchos maestros sanaron con las manos, pero no dejaron un sistema para que las personas comunes pudieran lograr lo mismo. En esto radica el valor intrínseco y la verdadera magia de Reiki: el Sistema Reiki es para todos.

- Hawayo Takata, iniciada en Reiki por Chujiro Hayashi, discípulo directo de Mikao Usui, fue en vehículo para que Reiki saliera de Japón y se popularizara en occidente.

Escuelas

La primera escuela de Reiki se conoce como Reiki Usui Tradicional y se deriva directamente de las enseñanzas de Mikao Usui. Posteriormente han aparecido varias escuelas creadas por Maestros que han expandido la visión de Reiki, combinándola con otros sistemas o nociones de sanación. Generalmente se agregan símbolos, se realizan algunas ampliaciones a las técnicas básicas de tratamiento y se modifica el proceso de iniciación.

Muchas de estas derivaciones logran adaptar la técnica para mejorar su aceptación o para potenciar su acción.

Entre las escuelas más importantes que se han derivado del Reiki Usui Tradicional se encuentran:

Angelic RayKey (Reiki)	Ascension Reiki
Blue Star Reiki	Brahma Satya Reiki
Deepak Hardikar.	Dorje Reiki
EnerSense-Buddho	Gendai Reiki Ho
Ichi Sekai Reiki	Jinlap Maitri Reiki
Jo Reiki	Karuna Reiki

Karuna Ki

Komyo Reiki

Lightarian Reiki

Mahatma Reiki

Mari-El

Men Chho Reiki

New Life Reiki

Newlife Reiki-Seichim

Raku Kei Reiki

Reiki Plus

Seichim or Seichem or Sekhem

Satya Japanese Reiki

SEKHEM

Shakti Bija Mantra Reiki

Shambala Reiki

Sun Li Chung Reiki

Tara Reiki (Tara significa Kwan Yin)

Tera-Mai Reiki

Tera-Mai Seichem

The Radiance Technique

Tibetan Reiki (Reiki Tibetano)

Tummo Rei Ki

Usui-Do (Tradicional Japonés)

Usui Shiki Ryoho

Usui/Tibetan Reiki

Vajra Reiki

Simbología Reiki

Ideograma

La palabra Reiki corresponde a un ideograma japonés que expresa la profundidad de este sistema de sanación.

Existen dos versiones de este ideograma, una antigua y otra moderna. Ambas están compuestas por dos elementos uno superior y otro inferior. El elemento superior responde a la fonética Rei y el inferior responde a la fonética Ki.

Este signo tiene varios niveles de información, que ofrecen explicaciones sobre el trabajo energético y la filosofía de Reiki. Lo podemos encontrar en dos variantes:

a. El ideograma antiguo de Reiki

Aunque ésta no es la versión más antigua, su riqueza de componentes permite analizar con mayor profundidad el concepto y la esencia de Reiki.

Para comprender lo que significa Reiki debemos descomponer el signo en sus distintos elementos Rei y Ki.

El símbolo Rei, en la parte superior de la Figura 1, significa "espíritu no marcado por su cualidad" o también "espiritual". Esto habla de un sentido no explícito, no nombrado. Algo que no es posible calificar.

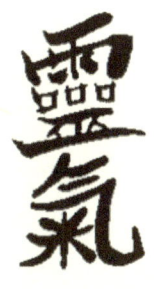

Figura 1

El símbolo Ki, en la parte inferior de la Figura 1, corresponde con el ideograma para describir el Qi o Chi de los chinos. Es decir, que este es el ideograma para energía.

De la unión de los dos símbolos, surge un significado trascendental, que sugiere que Reiki es una energía que no ha sido catalogada, es de naturaleza desconocida, si bien se sabe que es espiritual.

b. La versión nueva del ideograma

Esta segunda versión fue desarrollada debido a una reforma ortográfica, y no permite realizar demasiado trabajo de investigación en relación con la génesis de la palabra. No obstante, este signo es también una manera correcta de escribir Reiki.

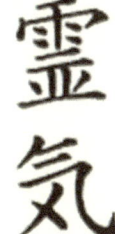

Figura 2

Color

Los colores más relacionados con el Reiki son el violeta y el verde.

En las iniciaciones es frecuente escuchar que las personas percibieron luces violetas y verdes, describiendo un movimiento en espiral. En medio de tanta diversidad de posibles manifestaciones en las iniciaciones Reiki, es notorio encontrar esta similitud en más del 80% de los casos que he iniciado.

Al aplicar Reiki, igualmente se pueden percibir estos colores frecuentemente. Lo mismo ocurre con las personas que reciben sesiones de Reiki. Si bien en menor medida, aproximadamente 3 de cada 5, estas personas también refieren la visión de los colores violeta y verde.

Analizando la naturaleza de estos colores, vemos que representan sanación y transmutación (verde y violeta respectivamente), lo que corresponde con el objetivo y la acción de Reiki.

El verde corresponde al chakra de corazón y el violeta al chakra coronario. El chakra de corazón representa la energía del amor incondicional y el coronario representa la conexión con los planos superiores. En este caso los colores podrían hacer alusión a la naturaleza amorosa y espiritual de Reiki. También refiere un poco la forma en que Reiki se aplica: se dice que la energía Reiki entra por el chakra coronario del reikista y conecta con su chakra de corazón, desde donde se distribuye por los brazos hacia las palmas de las manos.

¿Qué no es Reiki?

Reiki no es la solución a todos los problemas y tampoco es:

- Una secta
- Una religión
- Un medicamento
- Un refugio contra los retos del destino
- Un sustituto de nuestro libre albedrío
- Un sustituto de nuestra responsabilidad individual

Estas afirmaciones pueden hacernos dudar acerca de la utilidad de Reiki. Para empezar, no es un culto religioso que me promete la salvación si cumplo tales o cuales preceptos. Mis desafíos de vida no serán removidos y seguiré tomando mis propias elecciones libremente y responsabilizándome de ellas. Para colmo, tampoco es la panacea para todos mis males físicos. Entonces ¿qué es lo que puedo obtener realmente con Reiki?

La respuesta es: Todo. Por más que parezca una contradicción no lo es, pues la clave está en la intencionalidad del reikista y en su constancia. Reiki no te va a sumergir en un culto donde todos somos tratados iguales y donde tu libertad personal es restringida y tus elecciones de vida cuestionadas. En cambio, te ayuda a despertar tu propio poder como humano. Esta aproximación es total y absolutamente liberadora.

Si practicas Reiki, si lo vives, vas a asumir la vida con mayor equilibrio, lo que te ayudará a tomar mejores elecciones y a sentirte más a gusto con tu responsabilidad por ti mismo. Con el tiempo, verás como el hilo conductor de tu vida se mueve hacia otros derroteros y mucho de lo que el destino podría tenerte deparado desaparece o se trueca en algo diferente, más apropiado para tu nuevo nivel de consciencia.

La clave es la integridad e intencionalidad del reikista consigo mismo y con su vida. Reiki es un excelente aliado, una vez que has decidido recorrer tu camino.

Ninguna herramienta, técnica, método, sistema o filosofía puede sustituir la intención humana. Es en la intención donde radica el verdadero empoderamiento de las personas. Reiki es un puente maravilloso para que te asomes a tu verdadero poder, a tu más pura intencionalidad, de la mano con la parte más elevada de ti mismo.

Reiki con intención no tiene límites, Reiki sin intención es una oportunidad desperdiciada.

Ventajas

La terapia Reiki, se presenta hoy en día como una de las más atractivas para el paciente y para el terapeuta, debido a que:

- Es fácil de aprender.
- No es invasiva: no requiere penetración del cuerpo por ninguna vía.
- Es inocua: no causa daño alguno.
- Es fácil de aplicar: no requiere esfuerzo ni preparación especial del paciente. Sólo se necesita un poco de su tiempo.
- Es indolora: Incluso suele tener efecto analgésico.
- Es pudorosa: no se exponen las zonas íntimas del paciente.
- Es muy eficaz: su acción benéfica está ampliamente documentada a nivel internacional.

- Puede combinarse con cualquier otra terapia sin contraindicaciones.
- Es aplicable en cualquier lugar o situación.
- La distancia no es una limitación.

PRINCIPIOS DE REIKI

El Dr. Usui desarrolló los principios varios años después de crear el método de sanación. Esto hace de Reiki un sistema completo para el mejoramiento del ser humano de manera integral, incorporando el aspecto consciente en todo el proceso.

Usui se inspiró en los cinco principios del emperador Meiji de Japón. El propósito es hacer ver que sanar la mente y las emociones, a través del mejoramiento personal, es parte integrante y necesaria en la experiencia de sanación por Reiki. El sistema Usui más que utilizar energía Reiki, debe incluir el compromiso activo del practicante y también del paciente con su propia evolución espiritual. Los principios de Reiki tal como fueron escritos por Mikao Usui se enuncian de la siguiente manera:

El arte secreto de invitar la felicidad

La medicina milagrosa de todas las enfermedades

Sólo por hoy, no te enojes

No te preocupes y llénate de gratitud

Dedícate a tu trabajo. Se amable con las personas.

Cada mañana y cada noche, une tus manos para orar.

Reza estas palabras para tu corazón

Y canta estas palabras con tu boca

El tratamiento Usui Reiki para el mejoramiento del cuerpo y la mente

El fundador Mikao Usui.

En la actualidad los principios se resumen como:

Sólo por hoy:

No te enojes,

No te preocupes,

Llénate de gratitud,

Dedícate a tu trabajo,

Se amable con las personas.

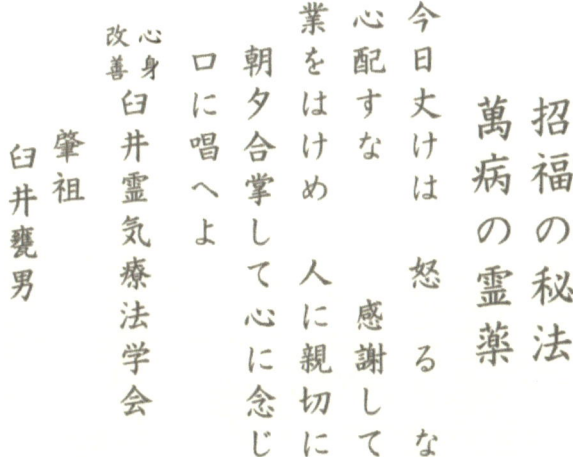

Manuscrito de los Principios de Reiki por el Dr. Mikao Usui

Es importante destacar que la práctica de Reiki debe incluir la práctica de los principios. Una buena manera de familiarizarnos con ellos y hacerlos formar parte de nuestros hábitos de vida es: colocarlos en un lugar visible en nuestra casa y/o lugar de trabajo y repetirlos cada mañana y cada noche para así fijar estas ideas en nuestros cuerpos mental y emocional. En la sección dedicada al Nivel II se discutirá en más detalle sobre los principios.

Reglas de Reiki

- Todas las personas deben pedir su tratamiento. Esta regla trata del respeto a la voluntad de las personas, a su libre albedrío para decidir cuándo y cómo deben ser sanadas. También se trata del respeto hacia la técnica de Reiki.

- Todo tratamiento debe ir acompañado de un intercambio energético de alguna clase. El intercambio energético es algo que siempre ocurre.

Pero en este caso, el hecho de exigir un intercambio implica un compromiso mayor de la persona para sanar y un aprecio mayor de la técnica. Lo que nada cuesta nada vale.

El origen de estas reglas está en la experiencia del Dr. Usui durante los primeros tiempos de su práctica como reikista.

Se dice que el Dr. Usui comenzó a curar con Reiki a las personas más humildes, que en su mayoría vivían de la caridad pública. Al pasar el tiempo, estas personas fueron a reclamarle porque habían perdido su sustento, pues al estar sanos no obtenían limosnas como antes.

Al enfrentar esta situación, el Dr. Usui comprendió que no se debía usar el Reiki con personas que no lo solicitaran. Asimismo, advirtió que el tratamiento debía hacerse en base a un intercambio energético, que expresara el equilibrio en el proceso de Reiki, así como la decisión y la voluntad de sanar de los pacientes.

El reikista debe usar su discrecionalidad respecto a estos principios y tratarlos con criterio amplio. Generalmente, la intuición es una excelente guía para decidir si se debe hacer Reiki no solicitado, especialmente en aquellos casos en que las personas no pueden decidir por sí mismas.

La intuición y el sentido común te orientarán, en cada caso, para saber si es apropiado exigir explícitamente un intercambio energético y la naturaleza de dicho intercambio. Vale destacar que el dinero es la energía de intercambio por excelencia en este plano, pero no es la única energía disponible para mediar en este proceso.

Sanación

Una nota sobre sanación. Muchas personas se interesan en Reiki, movidos por el sentimiento humano de ayudar a otros. En estos casos, puede suceder que el reikista confunda su rol en el proceso de sanación y crea que está sanando con sus manos.

La realidad es que no podemos sanar a nadie que no haya decidido ser sanado. Esto nos lleva a la conclusión de que la sanación es un proceso personal que sólo puede hacerlo uno mismo. No importa cuántos tratamientos de Reiki reciba una persona; si ella no está comprometida con su sanación consciente o inconscientemente, no se obtendrá el resultado deseado.

El practicante de Reiki o de cualquier otra terapia, debe tener muy claro este concepto y no comprometerse nunca con el resultado de su trabajo. El reikista debe canalizar energía hacia el paciente. Esa es toda su labor y en eso debe ser impecable. Pero lo que haga el paciente con esa energía es algo que está fuera del alcance del terapeuta.

Para intentar garantizar un mejor resultado, podemos estimular al paciente para que exprese verbalmente su deseo de sanar. Sabido es el impacto que tiene la verbalización en la creación de las circunstancias de la vida, por tanto, este recurso hace al paciente un poco menos paciente y un poco más artífice consciente de su propio proceso.

Evitar comprometerse y responsabilizarse con el resultado es una premisa básica para no caer en dos peligros fundamentales:

a) la creencia de que se es un sanador todopoderoso mientras los pacientes responden bien al tratamiento

b) caer en la tristeza, la frustración y la desconfianza en el Reiki cuando los pacientes no mejoran.

Valgan estos comentarios, no sólo para los reikistas, sino para todos los terapeutas y facilitadores de procesos curativos y de sanación.

¿CÓMO CANALIZAR ENERGÍA REIKI?

Para canalizar energía Reiki se necesita pasar por un proceso de iniciación que es, ante todo, un proceso de sanación para el futuro practicante de Reiki.

Con frecuencia se discute acerca de la pertinencia de la iniciación Reiki como requisito para la canalización de energía vital universal. Se alega que si esta energía es algo universal y está ahí para todos, no se necesitan intermediarios para llegar a ella y utilizarla. Sin embargo, sabemos que no basta con que las cosas estén ahí, disponibles para todos. El Amor siempre ha estado ahí y muy pocos humanos lo han podido asumir e integrar a sus vidas. La abundancia del universo es ilimitada, pero no es requisito suficiente para que cada humano la sienta, la viva, la experimente.

En condiciones de perfecto equilibrio del ser humano, es indudable que el acceso a la energía Reiki es prácticamente automático. En condiciones reales, el humano está bastante desconectado de su esencia, desequilibrado de varias maneras, que le impiden contactar con lo que siempre ha estado allí para él. Es por esto que las iniciaciones son un requisito en la inmensa mayoría de los casos.

Aparte de las iniciaciones, se debe recibir formación teórica acerca de lo que es Reiki y cómo funciona, aprender la técnica de trabajo con el paciente y, por supuesto, mucha práctica.

¿Quién puede canalizar Reiki?

Reiki es una herramienta para ser utilizada por todos. La energía no juzga, sólo fluye. Cualquier persona puede ser iniciada y trasmitir energía Reiki a los demás. Los niños son excelentes canales pues están menos contaminados por la realidad de consenso y bloquean menos la energía.

También los animales pueden ser iniciados en Reiki y resultan excelentes canales de esta energía sutil. Mientras que el humano requiere un proceso de sintonización para obtener mejores resultados, los animales quedan sintonizados automáticamente y siempre van a estar moviendo energía vital.

Dado que el grado de vibración energética de los humanos es mayor que el de los animales, es posible que los primeros estén en capacidad de mover calidades diferentes de energía Reiki.

Hay un tema ético de vital importancia que se debe recalcar aquí. No se requiere ningún tipo de condición moral o espiritual para iniciarte en Reiki. Puedes estar vibrando en una frecuencia muy baja y aun así, puedes ser iniciado en Reiki. Lo que puede ocurrir en esos casos es que el iniciado no asimile absolutamente nada y no se conecte con Reiki, o bien que el iniciado siga la conexión con Reiki y comience a operar transformaciones en su vida.

Dicho esto, queda entendido que el hecho de iniciarte en Reiki no te hace ni mejor ni peor que otras personas. Sin embargo, la práctica consciente de Reiki, sí puede estimular y apoyar procesos de crecimiento importantes en la vida de cualquiera.

Proceso de iniciación

El proceso de iniciación consiste en realizar la apertura de los chakras y del canal central, para permitir el paso de la energía de alta vibración y la creación de la resonancia adecuada. Es por esto que durante la iniciación se observan reacciones variadas como emotividad, gozo, visiones, colores, movimiento, somnolencia y muchas más.

Generalmente este proceso transcurre en un ambiente privado, para garantizar que haya tranquilidad y las condiciones mínimas de aislamiento del exterior. Se suele acompañar con música y algunos elementos rituales, según el gusto del maestro y el tipo de Reiki del que se trate. Como elementos rituales se pueden emplear velas, fotos de maestros, mandalas, esencias, inciensos y muchos más.

La duración del proceso es variable, dependiendo de la cantidad de iniciados, el nivel y el tipo de Reiki. Algunos sistemas hacen varias iniciaciones para cada nivel, mientras que otras hacen una sola iniciación para cada nivel. Este último es el caso de nuestro Reiki Usui Tibetano. En este sistema, la iniciación a una sola persona tiene una duración de 10-15 minutos aproximadamente.

El proceso de iniciación es a la vez un proceso de sanación. Mientras se prepara al iniciado para el trabajo energético se deshacen sus bloqueos antiguos y recientes. Este trabajo se complementa con la auto sanación que el iniciado debe realizar, conocida con el nombre de limpieza energética.

Todos los niveles de Reiki requieren un proceso de iniciación y en todos los casos este proceso sólo está completo luego de la Limpieza Energética de 21 días.

Limpieza energética

La limpieza energética es imprescindible para cristalizar el proceso de sanación y por tanto la iniciación. Esta etapa es muy importante, pues madura los cuerpos energéticos del iniciado, y estabiliza el proceso iniciático. Se requiere algo de autodisciplina y constancia.

La limpieza energética se realiza por un período de 21 días consecutivos y requiere:

- Que el iniciado realice auto Reiki durante 21 días consecutivos.

- Que el iniciado mantenga un ritmo de vida sosegado, sin trasnocho, llevando un patrón de sueño y descanso equilibrados.

- No consumir licor.

- Mantener un régimen de alimentación basado en abundantes vegetales, frutas frescas, cereales integrales y evitar en lo posible las carnes rojas.

Según las investigaciones más recientes en materia de nutrición, existen recomendaciones de alimentación, específicas para los diferentes grupos sanguíneos y genotipos. Es muy recomendable seguir esas sugerencias en los 21 días.

Durante este proceso se pueden presentar algunos síntomas como mareos, dolores de cabeza, algún trastorno gastrointestinal, somnolencia, entre otros. Esto se conoce con el nombre de crisis curativa y se trata generalmente de expresiones sintomáticas leves o breves, relacionadas con el tipo de equilibrio que se está restableciendo en el organismo. También es muy frecuente que se expresen sentimientos y emociones inusuales durante estos 21 días.

Suele elegirse la noche, justo antes de acostarse, para realizar el tratamiento de autoReiki. Durante los primeros días puede ocurrir que el practicante se quede dormido. Esto no debe sorprenderlo y la sesión vale igualmente para la cuenta de los 21 días consecutivos.

Pasado un tiempo puede aparecer el síntoma contrario. Se hace más difícil dormir cuando nos hacemos Reiki en la noche. En estos casos se debe trasladar la hora del Reiki para la mañana y así aprovechar esta carga energética durante el día.

Si se interrumpe la secuencia por algún motivo, se debe iniciar nuevamente los 21 días para sellar adecuadamente la iniciación.

SESIONES DE REIKI

En este capítulo se va a presentar lo referente a cómo se realiza una sesión de Reiki, qué se necesita y los tipos de sesiones más comunes.

Condiciones generales

Reiki puede realizarse en la vía pública, en el medio de una emergencia, sin ningún requisito y sin otro apoyo que la propia intención, sin embargo, esto sería una situación extrema. En una situación más frecuente donde podamos escoger el momento y lugar para preparar las condiciones de trabajo con Reiki, existe un grupo de condiciones deseables que pueden facilitar y apoyar el proceso. Estas condiciones son:

- Escoger un lugar tranquilo, limpio y ventilado, con una decoración mínima y de ser posible que no tenga efectos electrodomésticos en exceso.
- Crear una especie de mesa de trabajo o altar.

- Colocar en el altar incienso o un difusor de aromas, una vela, algún elemento vegetal, algunos cristales y un vaso de agua con sal.

- Que la luz del lugar pueda ser regulada. Mucha claridad puede afectar la relajación, mucha oscuridad puede dificultar el manejo del espacio físico y del paciente.

- Trabajar sobre una camilla preferiblemente.

- Utilizar música suave, de preferencia que sea música con marcas de tiempo para que el reikista esté más centrado en su labor.

Estas recomendaciones no deben tomarse al pie de la letra, sino como indicaciones generales que deben aplicarse utilizando el discernimiento en cada caso. Es posible que se encuentren personas que son alérgicas o simplemente no le agraden los aromas. En ese caso deben prescindir del incienso u otro aroma.

La idea general es la de lograr un ambiente donde el terapeuta y su cliente se sientan a gusto y cómodos. Un ambiente donde el cliente se siente relajado, seguro, a salvo. Muchas veces se debe dedicar un tiempo a escuchar e intercambiar ideas con el cliente antes de iniciar la sesión. Esto permite que la persona libere las tensiones que trae de la calle y se cree un clima de confianza más relajado.

Lograr un clima relajado asegura que los clientes van a estar menos a la defensiva. Esto quiere decir que sus energías discordantes no van a tener una amplitud tan grande como para que opaque las frecuencias equilibrantes de Reiki. En estas condiciones la resonancia puede lograr una amplitud lo suficientemente grande en las frecuencias apropiadas como para que se disipe el efecto de las energías discordantes.

Atrayendo la Energía

Si bien el reikista está apto para canalizar energía Reiki de por vida sin ningún otro accesorio, es importante apoyar este proceso de canalización con la intención del paciente y del reikista.

Intencionalidad

En el caso del paciente, como ya mencionamos anteriormente, es muy deseable que haga una declaración firme, emotiva, sincera y en voz alta, donde exprese su intención de sanar tal o cual cosa.

Ken Yo Ku

El reikista puede utilizar este pequeño ritual conocido como Ken Yo Ku, que resume varios aspectos importantes para el buen desarrollo de la práctica de Reiki. El Ken Yo Ku se utiliza para atraer la energía, pedir protección y pedir ayuda en la sesión de Reiki.

El procedimiento es el siguiente:

1. Ponerse de pie, preferiblemente frente a una ventana o espacio que dé hacia el exterior.

2. Poner las manos a la altura de la cintura con las palmas hacia arriba.

3. Mover la mano derecha al hombro izquierdo y regresarla a la posición anterior. Luego llevar la mano izquierda al hombro derecho y regresarla a la posición anterior.

4. Repetir el paso anterior.

5. Subir los brazos hacia delante, a la altura de los hombros y con las palmas hacia abajo.

6. Llevar la mano derecha al hombro izquierdo y pasarla hasta la mano sin tocar el brazo izquierdo, como si se estuviera limpiando el aura. Repetir con la mano izquierda y otra vez con la derecha.

7. Levantar los dos brazos hacia el cielo con las palmas hacia arriba mientras separa ligeramente las piernas.

8. Haga una invocación a los seres superiores y maestros de Reiki para que le protejan, apoyen y guíen.

9. Bajar los brazos a la posición de namasté, y decir la palabra NAMASTE como saludo y respeto a las entidades que te acompañan.

Hasta el paso 6 se realiza un lavado en seco o un alisado del aura, especialmente en la zona superior del cuerpo y los brazos, que es por donde circulará la energía a ser canalizada.

Los pasos 6 a 9 tienen como propósito pedir protección, ayuda y guía en el proceso. En los pasos 8 y 9 no es necesario expresarse en alta voz. Todo puede ser dicho mentalmente.

El Ken Yo Ku se puede realizar de pie, sentado o acostado.

Centrado de corazón

El centrado de corazón es una forma rápida de invocar energía Reiki. Se puede hacer en cualquier circunstancia y puede ser igualmente efectivo si la intención se manifiesta clara e inequívocamente.

En casos de accidentes, emergencias, situaciones irregulares en las que no es posible ejecutar el ritual de Ken Yo Ku, o simplemente como método de rutina si Ud. lo prefiere, puede sustituir el Ken Yo Ku por el Centrado de Corazón para atraer la energía Reiki.

Para realizar un centrado de corazón, lleve las manos al chakra de corazón (la izquierda debajo) y realice una invocación similar a la que realizaría en el paso 8 del Ken Yo Ku. Termine con la posición de namasté, diciendo su mantra. Al igual que en el Ken Yo Ku, no es necesario expresarse en alta voz. Todo puede ser dicho mentalmente.

Rueda de Fuego Cósmica

Esta es una herramienta de gran valor que sirve para potenciar el trabajo de Reiki y también para apoyar en otros procesos en los que se necesite algo de energía adicional.

Esta entidad energética es un regalo desde otros planos, muy útil para limpiar nuestros canales energéticos y chakras. Es muy apropiada también para limpiar el aura y apoyar el proceso de corrección de polaridad invertida.

La RFC tiene una acción centrifuga que permite depurar nuestros campos. También su alto nivel vibratorio permite estimular resonancias de alta frecuencia, apoyando nuestra inclinación a la luz.

Esta entidad puede ser activada para apoyarnos en situaciones como el descanso cotidiano o para apoyar procesos terapéuticos como la sesión de Reiki. También es útil para temas más personales y cotidianos como entrevistas de trabajo, ejecución de una tarea y estudiar.

Algunos aspectos a tener en cuenta al utilizar la RFC son:

1. La RFC tiene Conciencia Superior. La relación con ella debe ser de respeto, pidiéndole por favor que actúe cuando la invoques y dándole las gracias cuando termines.

2. La RFC debe invocarse desde la presencia del Yo Soy.

3. Al invocar esta energía dale un marco de referencia temporal para su acción. Ninguna energía debe permanecer indefinidamente en ningún "lugar".

4. Puedes llevar la RFC a donde consideres que hay bloqueo, pues puede actuar en cualquier parte del cuerpo. Se puede llevar chakra por chakra para hacerles una limpieza profunda.

5. Se debe agradecer siempre a la RFC por el servicio que nos está dando.

6. Se recomienda activarla al menos una vez al día pudiendo utilizarla para dormir.

La RFC tiene una acción profunda en ti. Entra por el chakra corona y recorre los canales detectando y limpiando bloqueos. Al terminar se desplaza nuevamente a un metro por encima de tu cabeza en espera de ser llamada nuevamente.

Examen

Uno de los aspectos más sutiles de las técnicas de Sanación con las Manos es la habilidad para detectar bloqueos e irregularidades energéticas utilizando solamente las manos. Este método se conoce en inglés con el nombre de scan y se pronuncia escan.

No hay un estándar en este tipo de examen energético. En términos generales la técnica básica consiste en poner una mano a unos 5 centímetros por encima del paciente, usualmente en la zona de la cabeza, y comenzar a desplazar la mano lentamente por todo el cuerpo, prestando especial atención a los centros energéticos o chakras.

Algunas personas repiten el examen colocando la mano a 10 centímetros del cuerpo del paciente para entrar en contacto con las capas más externas del aura. Existen terapeutas experimentados que se sienten cómodos trabajando con las dos manos simultáneamente.

Durante este proceso el practicante irá sintiendo diferentes cambios sensoriales identificados como cambio de temperatura, cosquilleo, atracción, pesadez, aumento de la densidad, entre muchos otros.

La interpretación de estos signos debe hacerse tomando en cuenta los datos del interrogatorio del paciente. Esta información sutil es muy útil para la posterior aplicación de Reiki, pues identifica zonas donde puede necesitarse mayor dedicación del terapeuta. Pero no constituye en modo alguno un diagnóstico para ofrecer al cliente.

c. Examen con el péndulo

El péndulo puede ser una herramienta útil a la hora de realizar el examen de los centros energéticos del paciente. En este caso se requiere tomar en cuenta los principios básicos de la radiestesia, entre los que se encuentra pedir permiso, realizar una conexión apropiada y formular adecuadamente la pregunta. La respuesta del péndulo se interpretará de acuerdo a la convención que se haya establecido para este particular.

Órbita microcósmica

Las técnicas de respiración profunda, de yoga, de Qi Gong y muchas otras, prestan especial atención al uso del punto Hui Yin para facilitar la circulación interna de energía.

Este punto se encuentra ubicado en el chakra raíz, más precisamente en el periné, la zona entre los genitales y el ano. La contracción de este punto permite que la energía de la Orbita Microcósmica se eleve por la columna vertebral hasta la boca, siguiendo el recorrido del meridiano Vaso Gobernador. Este efecto se potencia si se realiza una contracción simultánea del bajo vientre.

Para cerrar el ciclo energético de la órbita microcósmica, se debe además apoyar la lengua en el paladar superior, justo detrás de los incisivos. Esta posición apoya el proceso de flujo de energía, conectando el meridiano Vaso Gobernador con el meridiano de Vaso Concepción, que circula por la parte delantera del cuerpo.

Es muy recomendado que los practicantes de Reiki utilicen esta técnica cada vez que realicen un tratamiento o una iniciación en el caso de los Maestros.

La sesión completa de Reiki

Esta es la modalidad más utilizada para la aplicación de Reiki, por lo que comenzaremos la explicación por aquí. Se asume que el lugar está acondicionado apropiadamente según lo antes dicho.

Tanto el paciente como el reikista deben despojarse de toda clase de joyas, piezas de metal y relojes. En el caso de estos últimos, existe la posibilidad de que se descarguen las baterías.

El reikista debe lavarse las manos antes de iniciar cada sesión y asegurarse de que el paciente tiene un mínimo de sosiego. Si el paciente está muy agitado o tenso, primero se le debe estimular para que libere la tensión y se relaje un poco antes de tomar posición en la camilla.

También en este proceso previo se ayuda al paciente para que elija lo que desea sanar. Esta idea de sanación es la que luego verbalizará en el paso III.

Los pasos a seguir durante una sesión de Reiki son:

    I.   Realizar Ken Yo Ku.

    II. Limpiar el lugar. Con las palmas de las manos se envía energía Reiki en todas las direcciones de la habitación, especialmente hacia los rincones.

    III. Justo antes de comenzar a trabajar con el paciente se le pide que verbalice su intención de sanar. Esto sólo se realiza en los casos en que se ha establecido una comunicación que así lo permita.

    IV. Contraer Hui Yin y cerrar la órbita microcósmica.

    V. Alisar el aura. Con las palmas de las manos a 10 centímetros del cuerpo del paciente, se hacen tres elipses en sentido horario sobre su aura, iniciando y terminando en la cabeza.

    VI. Colocar las posiciones de Reiki. 5 minutos por cada posición.

    VII. Sellar chakras dando un golpe en el aire sobre cada uno.

    VIII. Alisar el aura nuevamente.

    IX. Liberar Hui Yin y abrir la órbita microcósmica.

    X. Separarse del paciente. Este proceso se realiza mentalizando lo siguiente: "Me separo, me separo, me separo; de fulano de tal me separo" y se acompaña con movimientos de corte y separación, que se realizan con ambas manos.

    XI. Realizar el Ken Yo Ku, esta vez dando gracias por el proceso a los maestros y seres de luz que le asistieron.

Luego de este proceso el practicante debe limpiarse las manos, bien sea lavándolas, sacudiéndolas fuertemente o pasándolas por el calor del fuego.

El paciente puede haberse dormido o estar en un estado de relajación profunda, por lo que no debe ser despertado bruscamente. Se le permite un tiempo para disfrutar y asimilar la experiencia y luego, muy suavemente, se le guía para que regrese a contactar con esta dimensión física.

Se recomienda por lo general un mínimo de 5 sesiones para cada paciente y en algunos casos un seguimiento de una sesión semanal, a juicio del terapeuta. En casos crónicos, se recomiendan 21 días seguidos de tratamiento y posteriormente, un seguimiento semanal.

En algunos casos, de acuerdo a la experiencia y la intuición del terapeuta, se pueden utilizar posiciones seleccionadas en lugar del tratamiento completo, bien sea por falta de tiempo o para focalizar en una determinada estructura anatómica o energética.

El tiempo en una posición puede extenderse más allá del límite recomendado de 5 minutos, si así lo siente el terapeuta.

AutoReiki

Una de las modalidades principales y la primera que debe aprender un reikista es la de autoReiki o autotratamiento. Existen dos modalidades fundamentales de autoReiki, una corta y una larga.

La modalidad corta consiste en aplicar Reiki sobre lo chakras (Ver apéndice de Estructura Energética Humana), tomados por pares, colocando una mano sobre cada uno. Igual que en el caso de la sesión completa, cada posición se mantiene durante 5 minutos. Algunas secuencias pueden ser (los números indican los chakras 1. Raíz; 2. Umbilical; 3. Plexo Solar; 4. Corazón; 5. Garganta; 6. Entrecejo; 7. Corona):

7-1; 6-2; 5-3; 4-4

4-4; 4-6; 3-6; 2-5; 1-7

Los pasos para esta sesión son los mismos de la sesión completa de Reiki, excepto por los pasos IV y IX que son opcionales y el paso X, que no se realiza.

En la modalidad larga de autoReiki, el reikista hará sobre sí mismo todas las posiciones, tal como en una sesión de Reiki convencional.

Parrilla

En esta modalidad se realiza el trabajo de sanación entre varios reikistas sobre un mismo paciente a la vez. Los reikistas se reparten las posiciones y uno de ellos se encarga de realizar la preparación energética del paciente. Independientemente de esto, todos hacen el Ken Yo Ku al inicio y final del tratamiento.

La parrilla es altamente beneficiosa pues la energía Reiki se potencia, es decir que el resultado es mayor que la suma de las energías de los participantes.

Otra ventaja de este método es que permite ejecutar el proceso de sanación en menos tiempo.

OTROS USOS DE REIKI

Dado que Reiki es energía y todo es energía, la resonancia de esta alta frecuencia puede impactar todo lo que existe. No hay límites para la energía Reiki. Las limitaciones pueden existir en nuestra mente, en nuestros condicionamientos, pero no en la energía. Algunas de las áreas de mayor uso del Reiki se relacionan a continuación.

Reiki a los Alimentos

Es sabido que la alimentación es uno de los principales elementos de interacción de nuestra biología con el entorno. La naturaleza de esta interacción condiciona en muchos casos nuestro estado de salud física, emocional y mental. "Somos lo que comemos" dice un viejo refrán, por lo que nuestra alimentación merece la mayor atención.

La escogencia de los alimentos es algo cada vez más difícil debido al ritmo y estilo de la vida contemporánea. Se come mucho en la calle y por tanto es muy difícil conocer su procedencia o la materia prima empleada para su elaboración.

En realidad, lo mismo ocurre con los alimentos elaborados en casa.

Un elemento equilibrante que puede utilizar el reikista para compensar posibles daños a causa de los alimentos, es la de aplicar Reiki a la comida antes de ingerirla. Con sólo aplicar las manos sobre el plato de comida por unos segundos, la calidad del alimento puede potenciarse notablemente y anular total o parcialmente alguna energía nociva que pudiera tener.

El caso del agua es similar. Cada vez que vaya a beber un vaso de agua, puede tomarlo entre sus manos por unos segundos y aplicarle energía Reiki.

Reiki a las Plantas

Las plantas reciben con mucho agrado la energía Reiki. Se puede revivir con Reiki plantas que están virtualmente secas y que se han dado por perdidas. Esto no excluye la adecuada atención al cuidado de la tierra, el riego, la nutrición, el régimen de sol y otros factores que pueden apoyar la recuperación de las plantas. Sin embargo, en muchas ocasiones la ayuda del Reiki puede ser un factor decisivo para la supervivencia de la planta.

En el caso de plantas con algunos problemas de plagas, o con deficiencias nutricionales, es posible ayudarlas con Reiki para fortalecer sus defensas y recuperar su aspecto saludable, su brillo y color.

Reiki a los Animales

Los animales son quizás los seres más creativos y receptivos en los tratamientos de Reiki. Tienen la suficiente receptividad para reconocer y utilizar la energía Reiki en la cantidad e intensidad apropiadas para sus procesos curativos.

Cada especie tiene características propias, sin embargo, en líneas generales todos los animales que han recibido Reiki alguna vez, van a buscar Reiki cada vez que lo necesiten. Esto quiere decir que, si un reikista trabaja con un animal, la próxima vez que se vean, es muy probable que el animal busque la energía Reiki nuevamente, si es que la necesita. Hará toda clase de maniobras hasta lograr que las manos del reikista entren en contacto con su cuerpo.

Un detalle significativo es que los animales saben dónde necesitan ser tratados. Una vez que reconocen que están en presencia de Reiki, ellos mismos van exponiendo las zonas de su anatomía donde el reikista debe poner las manos. La duración de cada posición es también variable y elegida por el propio animal. Un tratamiento de Reiki para un animal puede variar desde una hasta diez posiciones y tener una duración desde unos pocos segundos hasta una hora o más.

Lo que hace a los animales tan buenos receptores de energía, es que no tienen la poderosa mente de los humanos y por tanto son incapaces de bloquearse a sí mismos, o negarse a recibir los beneficios de una energía tan poderosa como el Reiki. Por instinto saben cuándo algo es propicio y lo aprovechan con total confianza y naturalidad. El ser humano interpone su mente, su razón y su ego, limitando en ocasiones los mágicos efectos de la terapia.

Equilibrio de Chakras

El sistema de chakras del ser humano, debe funcionar armónicamente para que nuestros cuerpos estén equilibrados. En primer lugar, los chakras deben tener el mismo tamaño y estar girando proporcionadamente, cada uno con la frecuencia apropiada.

El desequilibrio de los chakras trae sensaciones diversas de malestar o incomodidad que pueden presentarse a nivel físico, emocional y mental y puede manifestarse como excitación o depresión en uno o más de estos niveles.

El reikista puede detectar el estado de los chakras mediante la técnica de examen o scan descrita anteriormente. En este sentido es importante realizar la comparación entre chakras, recordando que equilibrar se trata, en primer lugar, de compensar o atenuar las diferencias.

Si identificamos un chakra inactivo o bloqueado, procedemos a aplicar movimientos circulares en sentido horario sobre el chakra afectado. Posteriormente podemos aplicar Reiki en la zona por uno o dos minutos para estimular su correcto funcionamiento.

Luego, se sigue el procedimiento aplicando Reiki por pares de chakras, de modo que se sincronicen unos con otros. Se pueden emplear diferentes secuencias como:

4-4; 5-3; 6-2; 7-1

4-4; 4-6; 3-6; 2-5; 1-7

7-1; 6-2; 5-3; 4-4

Después de aplicar Reiki se colocan las manos a unos 10 centímetros del paciente, encima del sexto chakra y al sentir su actividad en nuestras manos, hacemos unos giros en sentido horario. A continuación, situamos una mano sobre el chakra tres y la otra sobre el chakra dos y repetimos el procedimiento anterior. Luego los chakras quinto y cuarto, quinto y sexto y por último los chakras primero y séptimo.

Este proceso puede aplicarse en conjunto con una meditación de chakras. Para aplicar esta técnica se debe seguir igualmente el procedimiento aplicado a las sesiones de Reiki.

POSICIONES

La manera más común de practicar la transferencia de energía es mediante la imposición de manos sobre el cuerpo del paciente. Imposición de manos no quiere decir necesariamente que vamos a tocar el cuerpo del paciente. Dependiendo de la persona y del terapeuta, se puede elegir tener contacto físico o no.

Algunas personas pueden sentirse mejor tratados si sienten el contacto físico del terapeuta, otros prefieren no ser tocados por pudor u otras razones.

En caso de no tocar al paciente se recomienda tratar con las manos entre 5 y 10 centímetros del cuerpo. En una canalización de la entidad Kryon, se dice que el método de no contacto físico, tiene mayor impacto sanador que el uso del contacto físico. Mi recomendación es la de dejarse llevar por la intuición y tratar a cada paciente como lo demanden las circunstancias.

Otro aspecto a considerar es acerca de las posiciones frontales y dorsales. Algunos reikistas aplican primero las posiciones frontales y luego las dorsales o viceversa.

Mi recomendación personal es aplicar o bien las posiciones frontales o las dorsales pues, en la mayoría de los casos, los pacientes se relajan muy profundamente e incluso se duermen. Sería contraproducente despertarlos o sacarlos de su estado de relajación y hacerlos darse vuelta en la camilla.

La energía Reiki actúa a nivel sistémico en nuestros cuerpos, de modo que haciendo las posiciones frontales, se verán beneficiados posibles desequilibrios dorsales y viceversa.

En ningún caso se deben apoyar las manos con fuerza sobre el cuerpo del paciente. Esto podría afectar el resultado del tratamiento.

Posiciones frontales

POSICIÓN 1

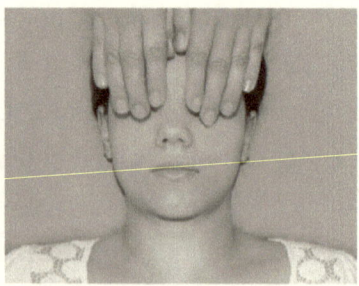

Las manos se colocan sobre los ojos.

POSICIÓN 2

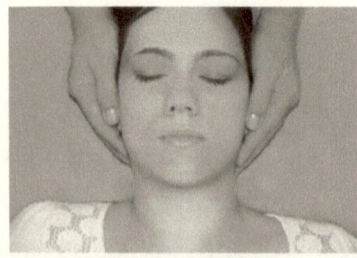

Las manos se colocan sobre las sienes y las orejas

POSICIÓN 3

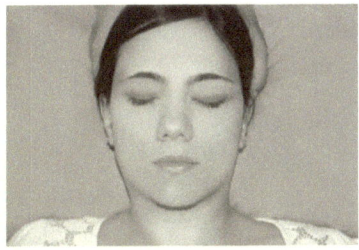

Las manos se colocan detrás de la cabeza.

POSICIÓN 4

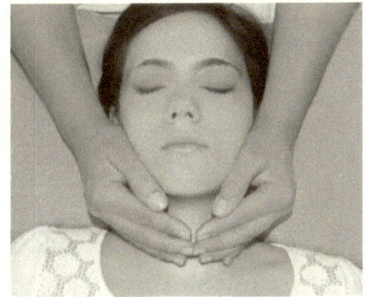

Las manos se colocan sobre la garganta o cuello.

POSICIÓN 5

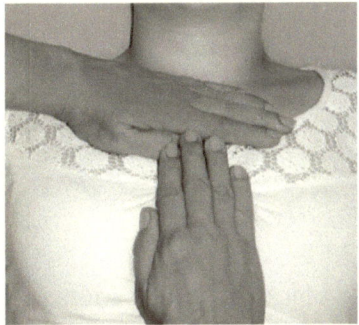

Las manos se colocan en el pecho

POSICIÓN 6

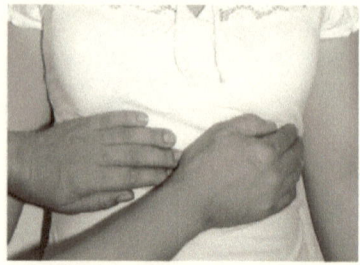

Las manos se colocan en el plexo solar.

POSICIÓN 7

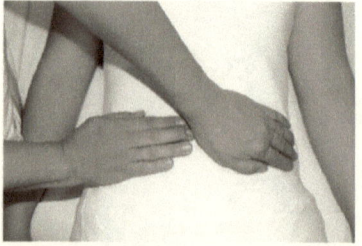

Las manos se colocan en la cintura

POSICIÓN 8

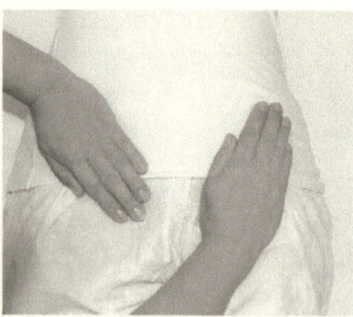

Las manos se colocan en las caderas en forma de V

POSICIÓN 9

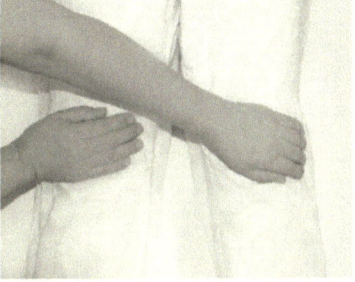

Las manos se colocan una sobre cada rodilla

POSICIÓN 10

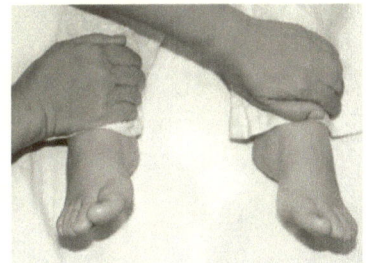

Las manos se colocan una sobre cada tobillo

POSICIÓN 11

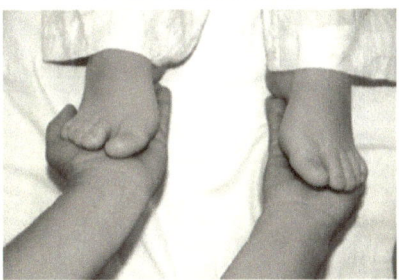

Las manos se colocan una sobre la planta de cada pie

Posiciones dorsales

POSICIÓN 1

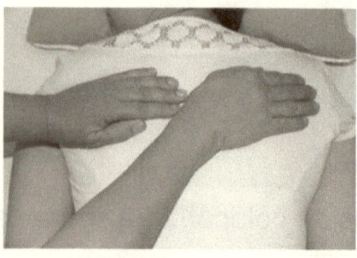

Las manos se colocan en la espalda, sobre los omóplatos

POSICIÓN 2

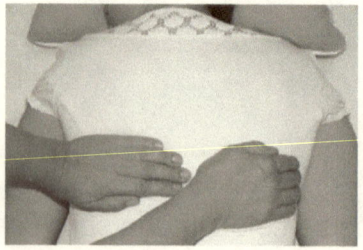

Las manos se colocan sobre la porción baja de los omóplatos

POSICIÓN 3

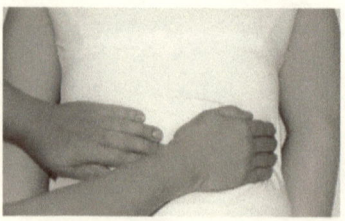

Las manos se colocan en la espalda, sobre los omóplatos

POSICIÓN 4

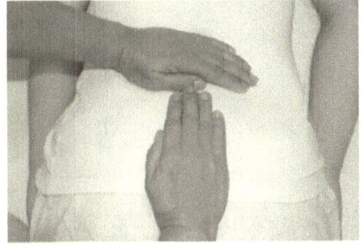

Una mano se coloca horizontalmente sobre el cóccix y la otra verticalmente entre las nalgas, formando una T

Posiciones especiales

POSICIÓN ESPECIAL 1

Las manos están colocadas sobre las clavículas, a la izquierda y a la derecha del cuello.

Es útil para tratar los bronquios. Alivia el asma, la bronquitis y la tos. A nivel emocional se reducen los sentimientos de estrés y de angustia.

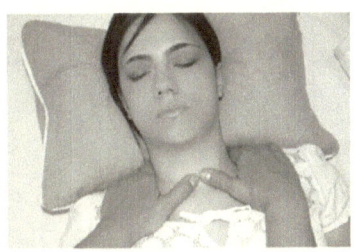

POSICIÓN ESPECIAL 2

Las manos se ubican a la derecha debajo del pecho, a la altura de la cintura. Las puntas de los dedos se orientan hacia el ombligo.

Indicada para tratar el hígado, la vesícula biliar, el píloro y el duodeno. Recomendada para todas las enfermedades del hígado y de la vesícula, como hepatitis, trastornos digestivos, flatulencia, anorexia, espasmos del píloro e hipertonía. Si existen enfermedades del metabolismo se efectúa la desintoxicación desde esta posición.

A nivel emocional alivia los estados de agitación y de ira, las depresiones y los miedos.

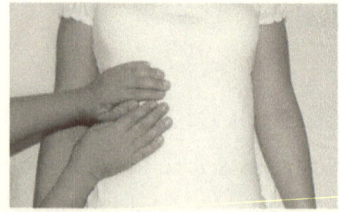

POSICIÓN ESPECIAL 3

Las manos están colocadas a la izquierda debajo del pecho, a la altura de la cintura. Las puntas de los dedos están orientadas hacia el ombligo.

Con esta posición, se tratan partes del estómago y del páncreas (producción de insulina y de enzimas), el bazo, así como partes del intestino grueso y del intestino delgado. Es útil para tratar la anemia, la leucemia, el sistema inmunológico completo, la diabetes, las infecciones, el cáncer, el sida y la enfermedad celíaca.

Fortalece el sistema inmunológico en el caso de enfermedades como la gripe, el sarampión y las paperas. A nivel emocional permite tratar la preocupación y las obsesiones.

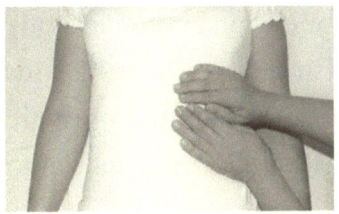

POSICIÓN ESPECIAL 4

Las manos están ubicadas sobre la ingle en forma de V. Con esta posición se llega al chakra de la raíz y del sacro.

Desde aquí se trata toda la zona urogenital, los intestinos, el apéndice, el útero y la vejiga. Es útil en enfermedades de los órganos del bajo vientre, de la circulación y de la digestión, así como también trastornos de la menopausia. Esta posición se adopta adicionalmente si hay tumores de pecho, por su relación con el sistema reproductor femenino.

A nivel emocional y mental se emplea en neurosis de miedos, dificultades sexuales, problemas de peso, falta de impulso, carencia de perspectivas y pesimismo. Estimula el pensamiento positivo.

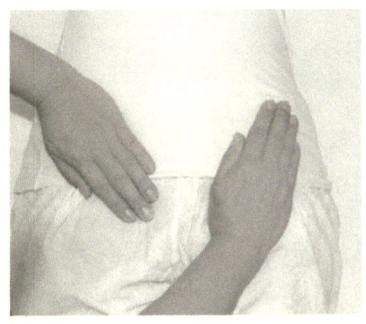

POSICIÓN ESPECIAL 5

La persona está acostada boca abajo. Las manos se posan en las corvas.

En este caso se obtiene una influencia positiva sobre toda la zona de la rodilla. En casos de artrosis, inflamación de la bolsa sinovial y lastimaduras causadas por prácticas deportivas.

Ayuda a aflojar los bloqueos emocionales.

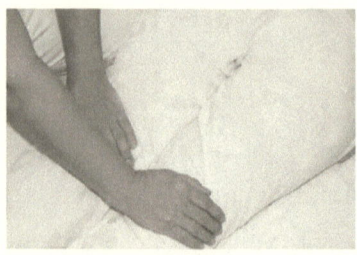

POSICIÓN ESPECIAL 6

La persona puede estar acostada boca abajo o boca arriba. Las manos se cierran sobre los tobillos.

Para tratar daños en las articulaciones, así como las enfermedades de toda la zona pelviana. También para artrosis, reumatismo y daños desde la columna vertebral hasta la zona pelviana. Infecciones de las vías urinarias.

Para aumentar la confianza y la estabilidad.

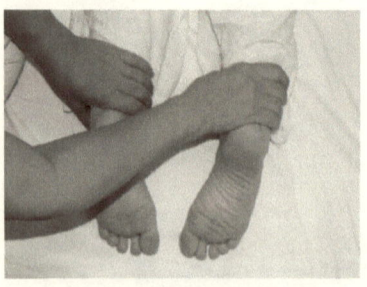

POSICIÓN ESPECIAL 7

La persona puede estar boca abajo o boca arriba. Las manos se posan en la planta del pie.

En este caso se alcanzan y se activan todos los puntos de acupuntura. Esta posición apoya casi todas las demás posiciones. Debe aplicarse esta posición especialmente después de un estado de coma y para el tratamiento posterior a un shock.

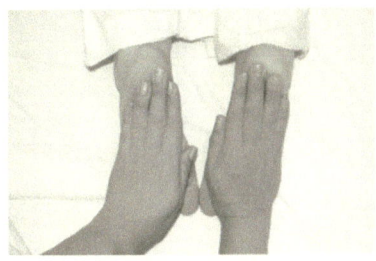

POSICIÓN ESPECIAL 8

La persona se encuentra acostada boca abajo. Una mano se apoya en el hueso sacro y la otra en la planta del pie del lado donde se siente dolor.

Esta es una posición especial para el tratamiento del nervio ciático. El tratamiento debe durar por lo menos 10 minutos.

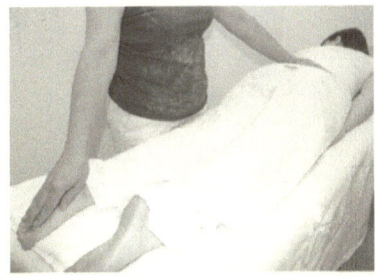

NIVEL II
La Transformación

INFORMACIÓN NECESARIA

Para facilitar la comprensión de una parte del material que se verá en este nivel II de Reiki, es necesario introducir algunas nociones que faciliten la comunicación y entendimiento del contenido. Se utilizará una analogía para intentar explicar, al menos parcialmente, los conceptos de tiempo y espacio como podrían ser vistos desde nuestro Yo Superior o desde los planos o dimensiones superiores.

Imagina que estás sentado frente a una rejilla inmensa y que en cada cuadrícula cabe perfectamente cualquiera de tus dedos. Las columnas de la rejilla, que corren verticalmente, representan diferentes momentos del tiempo. Las filas, que corren horizontalmente, representan diferentes puntos del espacio. Al colocar los dedos de tu mano en diferentes cuadrículas, estás contactando con diferentes puntos del espacio en diferentes momentos del tiempo.

Así llegamos al tema central de nuestra analogía. Cada uno de los dedos en las cuadrículas representa un ser humano, un ego, una personalidad encarnada en un momento del tiempo y un punto del espacio.

La persona sentada detrás de la rejilla es el Yo Superior de todas esas encarnaciones. Un dedo puede estar viviendo en el tiempo correspondiente al siglo V A.C. en Grecia, lo que lo haría contemporáneo de Sócrates, mientras que otro dedo puede estar viviendo en Francia el 14 de Julio de 1789 marchando junto a otros parisinos para participar en la Toma de la Bastilla.

Cada dedo cree que su tiempo es el ahora y su lugar es el aquí, pero esta es sólo una ilusión. Cada dedo tiene la sensación de estar solo, de ser independiente y separado del resto de los dedos, sin embargo, sabemos que a este dedo lo nutre la misma sangre y el mismo oxígeno que nutre todas las partes de la persona detrás de la rejilla; lo mismo que nutre a otros dedos. Hay un aliento vital que sostiene a cada dedo proveniente de un ser consciente, la persona, pero esto para el dedo es prácticamente inexplicable.

El Yo Superior, la persona detrás de la rejilla, experimenta simultáneamente todo lo que está ocurriendo con cada dedo en cada cuadrícula de la rejilla. Todo el espacio es aquí y todos los tiempos son ahora para este ser. Esta visión de espacio-tiempo va a facilitar la comprensión intuitiva del modo en que operan varias técnicas de sanación.

PRINCIPIOS DE REIKI II

En el Nivel I esbozamos los principios de Reiki, comentando su importancia para el reikista y para el paciente. Dado que este segundo nivel está relacionado con los cuerpos emocional y mental, vamos a profundizar un poco más en el contenido de estos principios.

El nivel II de Reiki no sólo amplía el rango y la potencia del caudal de transmisión energética, sino que propone al participante una integración y participación más consciente en el proceso de su propia existencia y de su propia espiritualidad. Este nivel es el de la transformación, pues la energía que se canaliza va a inducir este proceso.

Si apoyamos esta transformación tomando conciencia de los principios y aplicándolos en nuestra vida cotidiana, podemos impactar profundamente nuestra vida y cambiar nuestra realidad.

Sólo por Hoy

Sólo existe este momento, aquí y ahora. En la analogía que se presentó anteriormente, se mostró una visión estática de la "realidad". Aplicando el razonamiento lineal para explicar la dinámica en dicha analogía, quedaría entendido que los dedos se moverían inexorable y constantemente hacia la columna a la derecha, lugar donde se encuentra el próximo instante de tiempo. Esto es así porque nuestra visión del tiempo es lineal y unidireccional. Eventualmente algunos dedos se moverían hacia arriba o hacia abajo, si es que cambia la ubicación en el espacio durante esa fracción de tiempo.

Sin embargo, esta visión lineal es parte de las reglas de lo que creemos que es. Pero nada le impide a la persona que está detrás de la rejilla, mover sus dedos en forma no lineal y abordar un espacio y un tiempo no contiguos. La idea que se trata de mostrar con este comentario es que la noción de tiempo lineal, de pasado y de futuro es fundamentalmente ilusoria y pertenece a la programación de nuestra mente.

Todo lo que se tiene, es este momento presente. Todo lo que se puede hacer debe ser hecho en este momento, pues no existe otro momento. Vivir en este momento nos sintoniza con el Yo Superior, que vive en total atemporalidad. Vale repetir que el presente es todo lo que se tiene y en este presente se encuentran todas las posibilidades para todas nuestras encarnaciones. Lo que se haga ahora va a impactar todas nuestras vidas, pues lo que se hace a cada momento, impacta a nuestro Yo Superior y resuena instantáneamente hacia todo lo que ES.

Sólo por hoy es una frase muy utilizada en grupos de autoayuda, como Alcohólicos Anónimos, para liberar cualquier tipo de adicción. Lo cierto es que deberíamos utilizarla constantemente, pues nuestra realidad completa es una adicción. Somos adictos a la memoria, a los condicionamientos, a la ilusión del tiempo y a la realidad de consenso. Somos adictos a la dualidad y la separación, somos adictos a la inercia en la vida y somos adictos a la muerte.

De modo que mantener la atención en el "sólo por hoy" puede permitirnos soltar, dejar atrás los frenos y fluir con el ritmo de la vida.

Si tenemos un propósito es el propósito que tenemos HOY y sólo HOY. No debemos posponerlo, ni debemos proyectarlo desde el pasado, cargándolo con restricciones o experiencias negativas y limitantes. No debemos proyectarlo al futuro, pues el futuro no existe.

No te enojes

Ante todo, unas definiciones necesarias tomadas del Diccionario Espasa de la Lengua Española:

enojo m. Alteración del ánimo causada por alguna cosa que molesta o desagrada; enfado. || Molestia, pesar, trabajo.

ánimo m. Alma o espíritu, en cuanto es principio de la actividad humana. || Valor, fuerza, energía. || Intención, voluntad. || estrecharse uno de ánimo. fig. Acobardarse.

El enojo corresponde a la activación de una energía de baja frecuencia en nuestro cuerpo emocional, que produce un desequilibrio. Mayormente se trata de una energía con capacidad de arrastrar nuestro ser hacia la inconsciencia, provocando incluso reacciones que están fuera de control.

Resonar con la energía del enojo o la ira, puede causar un sinfín de problemas en nuestro organismo. En lo externo se puede apreciar cómo se borra toda sombra de alegría y de amor del rostro de alguien enojado.

Con frecuencia hay una afluencia excesiva de sangre a la cabeza, lo que puede causar trastornos de tipo ACV. Se acelera el pulso y se incrementa la tensión arterial, aumentando asimismo el riesgo de infarto. Se libera muchísima adrenalina a la sangre, lo que estimula excesivamente los procesos metabólicos del cuerpo, ocasionando un alto consumo energético sin necesidad alguna.

La razón se nubla y se dicen cosas que es preferible no haber dicho. Mientras ocurre todo esto, la posibilidad de darle solución al conflicto no avanza mucho, en cambio sí puede retroceder. El enojo es una emoción estéril y dañina.

El enojo tiene su origen en el miedo y el miedo tiene su origen en la ignorancia. También expresa pérdida de control o desequilibrio. Los acontecimientos ocurren de cierta manera y no siempre podemos ser conscientes de las razones para que ocurra tal o cual cosa. Sin embargo, eso no es motivo para desatar la energía del enojo.

Si somos capaces de comprender que hay mucho más de lo que vemos, olemos y percibimos con nuestros sentidos, incluso mucho más de lo que podemos deducir con nuestro intelecto o imaginar con nuestra mente; seremos capaces de no juzgar, entonces tendremos una alternativa al enojo: la aceptación.

Los episodios de enojo que surjan en tu vida puedes convertirlos en una oportunidad para revisarte y ampliar tu visión del mundo, de las personas y de las cosas.

Toma consciencia de tus reacciones, agradece por la habilidad de observarte a ti mismo y a los demás y por tener la oportunidad de hacer las correcciones que necesitas en tu vida.

Si te enojas, no te sientas culpable, sólo aprende de ello y supéralo.

No te preocupes

La preocupación es un estado mental que se sitúa entre lo consciente y lo inconsciente, que se expresa notoriamente en el plano consciente y por tanto es algo que cada persona tiene la capacidad de manejar con su intención, con su determinación.

Conozcamos el significado de la palabra preocupación, tal como se refiere en el Diccionario Espasa de la Lengua Española.

preocupación f. Pensamiento que preocupa. || Anticipación || Juicio o primera impresión que provoca una cosa en el ánimo de uno. || Turbación, ofuscación del entendimiento provocada por pasión, ira o ejemplo de otros con quienes tratamos. || Anticipación proyectiva de una situación o de la vida en su totalidad, para orientar la conducta.

También observemos el significado de la palabra preocupar para tener una mejor comprensión de lo que se trata:

preocupar tr. Ocupar insistentemente el pensamiento de alguien con una cosa que le causa inquietud, temor, etc. Ú.t.c.prnl. || fig. Prevenir, predisponer en contra de una opinión el ánimo de uno. || Tener prejuicio en favor o en contra de una persona, cosa o parecer.

Se pueden extraer algunas conclusiones a simple vista acerca de esta palabra. En primer lugar, es un pensamiento con efectos emocionales. Otro aspecto interesante a tomar en cuenta es que se trata de una anticipación, es decir, se refiere a algo que no existe, que no ha ocurrido. Esto indica que la preocupación se trata ante todo de un prejuicio, es decir, un pensamiento o juicio anticipado acerca de una situación, persona o cosa.

En relación con los efectos derivados de la preocupación, las definiciones anteriores refieren turbación y ofuscamiento del entendimiento. Se maneja el concepto de insistencia que, en otras palabras, denota la omnipresencia temporal y espacial de la preocupación. Y por último, pero quizás una de las principales connotaciones, la de causar inquietud y temor.

Resumiendo, la preocupación podría verse de la siguiente manera:

Pensamiento confuso y permanente que establece un prejuicio acerca de algo o alguien que nos causa miedo o inquietud

(**prejuicio** m. Acción y efecto de prejuzgar. || Actitud de discriminación frente a una persona debido a su pertenencia a un grupo social determinado)

. **prejuzgar** tr. Juzgar las cosas antes del tiempo oportuno o sin tener cabal conocimiento de ellas. || DER. Dictar una resolución, previa a la sentencia, en la que parece indicarse el sentido del posterior fallo.

Este concepto describe con bastante acierto la noción de preocupación que comúnmente se utiliza cuando las personas enfrentan situaciones conflictivas y poco agradables en la vida. También se ajusta bien a la tan conocida preocupación por otras personas, familiares, amigos, conocidos o incluso extraños.

Otro ángulo para analizar la palabra es descomponerla en el prefijo pre y la palabra ocupación. Las definiciones de ambos términos según el diccionario Espasa se citan a continuación:

pre- pref. Elemento que entra en la composición de diversas palabras con el significado de anterioridad local o temporal, prioridad, encarecimiento o superioridad en grado sumo.

ocupación f. Acción y efecto de ocupar. || Actividad, trabajo o tarea en que uno emplea su tiempo.

Según esta visión, la preocupación es un estado previo a la acción, donde nada ha sido hecho. Es un estado de parálisis, por lo que el concepto anterior podría enriquecerse de la siguiente manera:

Pensamiento confuso, paralizante y permanente que establece un prejuicio acerca de algo o alguien que nos causa miedo o inquietud.

En la vida moderna existe una gran cantidad de situaciones que generan el pensamiento-sentimiento de la preocupación. La razón para esto es que estamos acostumbrados a ver el mundo desde una perspectiva de inferioridad que provoca una sensación amenazante e inquietante por el posible desenlace desfavorable de cualquier acontecimiento.

Ese sentimiento es un hábito adquirido y trasmitido de generación en generación. Es una de tantas conductas aprendidas que suelen tomarse como esencialmente humanas, inevitables, naturales y hasta beneficiosas. En realidad, se trata de un truco de la mente. Un truco que nos mantiene inactivos mientras la vida sigue su inexorable devenir.

Reiki destaca que no sirve abandonarse a la desazón, ni embestir contra los factores anómalos. No preocuparse no significa volverse indiferente. Quiere decir que uno no se hace eco del suceso o evento causante de la preocupación, no se deja aprisionar por él.

Las preocupaciones resultan del sentimiento de separación de la totalidad. Vive cada día con lo mejor de tus habilidades y abordando una cosa a la vez, sin paralizarte ante el miedo o las dificultades, sin desesperarte por resolver todo. Pide ayuda terrena y divina y recuerda algo muy importante: Todo pasa y eso que te preocupa ¡también pasará!

Llénate de gratitud

El primer término se cita la definición de gratitud del Diccionario Espasa de la Lengua Española:

gratitud f. Agradecimiento, sentimiento que mueve a estimar y reconocer el favor recibido y corresponder a él.

La gratitud es una de las mayores herramientas para la vida. Gratitud es reconocer que todo lo que nos es dado es valioso. Una buena pregunta sería ¿a quién o a qué se debe dar gratitud? La respuesta a esta pregunta es simple y corta: a TODO. Según los místicos, cada episodio de nuestras vidas ha sido cuidadosa y escrupulosamente planificado por los Yo Superiores de todos los actores. Esto incluye a las "víctimas" a los "victimarios", así como a todos los facilitadores y grupo de apoyo.

La gratitud se ofrece por tener el honor de experimentar la vida, pues todo es parte de nuestro propio plan. No se trata de agradecer sólo los eventos que a juicio de nuestro Ego/personalidad son favorables para nosotros y negar o criticar aquellos que no lo son. Una visión amplia y no juiciosa agradece TODO lo que nos ocurre por igual.

Todo lo que existe proviene de una Fuente divina que muchos llaman Dios. Todos los objetos que encontramos a nuestro paso, todas nuestras experiencias sensoriales, emocionales y mentales, están impregnadas de la conciencia divina.

Sostenernos vivos requiere mucha entrega, mucha energía y mucho amor. El simple hecho de tener oxígeno para respirar, de tener una hermosa y variada realidad para explorar, para experimentar y para crear, nos estimula a vivir en eterna gratitud. Levantarnos cada mañana bien merece una oración de gracias.

Todo es energía y no hay nada que sea proyectado energéticamente por casualidad. Hay una buena razón para todo y esta razón siempre está en función de un bien mayor. Las cosas no siempre son lo que parecen y no se tienen siempre todas las respuestas porque no se conoce todo el panorama de juego. A medida que aumente nuestro nivel de conciencia lo incomprensible se hará comprensible y lo inexplicable tendrá sentido.

La manera de interpretar las experiencias está muy relacionada con la visión que tienes de ti mismo. Uno, en sociedad con el Yo Superior, es el artífice de su propia realidad. No hay a quien culpar, ni a quien recurrir para quejarse. En situaciones confusas es más apropiado agradecer por la oportunidad de vivir la experiencia y pedir claridad para resolverla, así como tomar consciencia del aprendizaje para que no se repita.

La gratitud tiene una estrecha relación con la autoestima. Una baja autoestima hace imposible agradecer lo que se tiene y lo que se ES. Más que agradecer lo que se tiene se debe agradecer lo que se ES: una porción de la Divinidad caminando como humano sobre la Tierra.

Dedícate a tu trabajo

Este principio habla en primer lugar de tener una actividad u ocupación. De aquí se derivan varias aristas interesantes para explorar.

Primero la ocupación con dedicación. Para calmar la mente es muy importante contar con una actividad a través de la cual ésta descanse y ayude a los cuerpos a equilibrarse. De este hecho puede derivarse, dependiendo del arte u oficio elegido, la práctica de la creatividad. De cualquier manera, una actividad que sea afín contigo y te ocupe parte de tu tiempo, es muy necesaria. Puede tratarse de un trabajo, o de un hobby, pero algo en que ocupar creativamente el tiempo y la mente no debe faltar.

Segundo, está la visión del trabajo como medio de sustento. Aquí este principio nos habla de la importancia de ser autosuficientes o al menos contar con un mínimo de sustento propio. Este enfoque permite mantener el instinto de conservación y la atención suficientemente alertas como para no hacerse daño y no descansar o depender de los demás, si podemos evitarlo.

En tercer lugar y muy relacionado con lo anterior está el tema de la honestidad. Este principio ha encontrado diferentes traducciones como "Trabaja honestamente" o "Gánate la vida honestamente" y se ha extendido a la idea de vivir honestamente.

honestidad f. Compostura, decencia, decoro. || Castidad, recato, pudor. || Urbanidad, modestia, cortesía. • DER. PEN. delito contra la honestidad. V. delito.

Aparentemente se trata de enfocar el tema con un trasfondo ético que no creo que sea representativo del tipo de energía imparcial que se maneja en Reiki, pero que sí puede ser consecuencia del estilo de vida japonés, tan emparentado con la tradición.

Hay algunas derivaciones del término honestidad como compostura, decencia, decoro, castidad, recato, etc., que tienen sus raíces en patrones culturales variables de una región a otra del planeta y extremadamente cambiante en el tiempo. Este tipo de enfoque estrecho que en ocasiones puede volverse elitista, establece unos niveles de juicio y de separación entre las personas que no congenia con el espíritu de Reiki.

Creo que aparte de todo lo dicho, en el fondo de este principio subyace la noción de servicio en relación con la misión de vida. Cada humano nace con una capacidad o una tendencia innata a realizar algún tipo de actividad. Esto puede decirse que es la pasión del individuo. Es posible reconocer que esta pasión ha llegado cuando la persona realiza su actividad con alegría, con genuino interés y no rehúye de enfrentarse a su trabajo. Se identifica tanto con él que a veces resulta difícil sacarlo para realizar otra actividad. Porque en realidad, hay pocas actividades que lo harían tan feliz como esa que realiza con amor.

Encontrar este tipo de actividad, trabajo o servicio en tu vida, puede hacer la diferencia entre tener una vida feliz o una vida desgraciada. Entre trabajar para subsistir o servir por puro placer. ¿Imaginas un mundo en que todo el mundo estuviera feliz en su labor?

Se amable con las personas

Este principio habla ante todo del amor.

amable adj. Afable, complaciente, afectuoso. || Digno de ser amado.

Si bien se enuncia como "Sé amable con las personas" otros autores traducen como "Muestra amor y respeto por todas las cosas".

La acepción de amable que dice: digno de ser amado, creo que resume este principio de manera excepcional. Debemos ser dignos de ser amados y la única forma de lograr esto es amando.

Amar es algo muy diferente de estar enamorado, del apego y de la posesión.

Amar no es un hacer, no hay nada que hacer para que el amor se exprese. Amar algo o alguien es dejarle SER, que se desarrolle plenamente y pueda hacer sus propias elecciones en paz y libremente, sin recibir por ello juicio alguno.

Amor es un estado de equilibrio entre las cosas que las mantiene lo suficientemente cerca para que interactúen, se nutran mutuamente y puedan operar como un sistema. También las mantiene lo suficientemente separadas para que no se invadan, no choquen, ni se destruyan. Para que no pierdan su identidad, su libertad y su contacto con el entorno.

En términos prácticos este principio nos enseña a ser y dejar ser, por sobre todas las cosas.

NIVELES DE CONSCIENCIA

Los niveles de consciencia son un aporte excepcional a la humanidad, hecho por el médico psiquiatra, Dr. David R. Hawkins. PhD. Durante décadas el Dr. Hawkins ha realizado innumerables experimentos para evaluar cientos de miles de sujetos y ha logrado corroborar la existencia de un patrón vibratorio medible y cuantificable relacionado con la consciencia humana.

La extensa investigación de Hawkins ha demostrado que existen diferentes niveles de consciencia, que no son otra cosa que niveles de vibración que se expresan en Hz, la misma unidad de medida en que se expresa, por ejemplo, la energía electromagnética. Este crucial descubrimiento, establece una conexión sin precedentes entre el lenguaje de la física y el lenguaje de la metafísica.

Como resultado de este estudio, el Dr. Hawkins logró elaborar una escala de niveles de consciencia, en la que asigna un nombre a algunos de estos niveles y los relaciona con su frecuencia en Hz, entre otras variables. Los nombres de cada nivel de consciencia son característicos de emociones y estados propios de ser humano. Ver Tabla en la siguiente página.

De este modo, se podría decir que, si sentimos ira o rabia, estamos vibrando a una frecuencia de 10^{150} Hz. Dicho de otro modo, estamos aumentando la amplitud de la frecuencia de 10^{150} Hz. Sin dudas que esto es muy esclarecedor y puede hacer la diferencia entre tratar las situaciones de manera instintiva, con una gran carga de emotividad y dramatismo innecesarios; o tratarlas desde una percepción consciente con un enfoque más energético y menos apasionado.

Continuando con la escala de los niveles de consciencia, el Dr. Hawkins encontró que si una persona permanece cierto tiempo en los estados por debajo del Coraje (10^{200} Hz), será atraído hacia niveles de consciencia más bajos, por lo que llamó a estos niveles de consciencia, atractores de baja energía. Por el contrario, si una persona permanece cierto tiempo en los estados por encima del Coraje, será atraído hacia niveles de consciencia superiores. Este es el caso de los atractores de alta energía.

Al analizar los principios de Reiki a la luz de los niveles de consciencia, se puede observar lo siguiente:

• No te enojes: La Ira (10^{150} Hz) corresponde a un atractor de baja energía.

• No te preocupes: La preocupación se encuentra entre el Sufrimiento (10^{75} Hz) y el Temor (10^{100} Hz) atractores de baja energía.

• Llénate de gratitud: La base de la verdadera gratitud es la Aceptación (10^{350} Hz), un atractor de alta energía.

• Dedícate a tu trabajo: Requiere de la vibración de la Voluntad (10^{310} Hz), un atractor de alta energía.

• Se amable con las personas: Corresponde con la vibración del Amor (10^{500} Hz), un atractor de alta energía.

Nivel de Consciencia	Frecuencia	Emoción
Iluminación	10^{700} - 10^{1000} Hz	Indescriptible
Paz	10^{600} Hz	Éxtasis
Alegría	10^{540} Hz	Serenidad
Amor	10^{500} Hz	Veneración
Razón	10^{400} Hz	Comprensión
Aceptación	10^{350} Hz	Perdón
Voluntad	10^{310} Hz	Optimismo
Neutralidad	10^{250} Hz	Confianza
Coraje	10^{200} Hz	Consentimiento
Orgullo	10^{175} Hz	Desprecio
Ira	10^{150} Hz	Odio
Deseo	10^{125} Hz	Anhelo
Temor	10^{100} Hz	Ansiedad
Sufrimiento	10^{75} Hz	Remordimiento
Apatía	10^{50} Hz	Desesperación
Culpa	10^{30} Hz	Culpa
Vergüenza	10^{20} Hz	Humillación

Tabla de Niveles de Conciencia, tomado del Mapa de la Consciencia del Dr. David R Hawkins.

Es admirable la armonía natural que existe entre los principios de Reiki, enunciados hace poco menos de un siglo, y los niveles de consciencia, que es uno de los desarrollos científicos más revolucionario de los últimos tiempos en el campo de la consciencia humana.

Visto desde el punto de vista del Dr. Hawkins, se puede confirmar, incluso numéricamente, la relevancia de los principios de Reiki para elevar nuestra vibración como seres conscientes. La simple verbalización sistemática, cada mañana y cada noche, de los principios de Reiki, favorece la presencia de altas vibraciones en nuestros cuerpos mental, emocional, etérico y físico. Estas vibraciones armoniosas son capaces de transformar nuestra conducta y la percepción de todo lo que es

SÍMBOLOS DE REIKI

Los símbolos son una de las tradiciones más importantes de la enseñanza de Reiki. Se dice que su origen se remonta a la Escuela Tendai de Budismo Tántrico japones, la cual tiene una rica tradición simbólica e iconográfica. Se cuenta también que Mikao Usui visualizó estos símbolos al final de una meditación de 21 días.

Durante varios años los símbolos de Reiki se mantuvieron en secreto y sólo eran trasmitidos del maestro al alumno en forma oral. No era posible que el alumno escribiera los símbolos en un papel para aprenderlos luego. De este hecho se derivó que algunos símbolos, especialmente los más complejos de realizar, sufrieran variaciones a lo largo del tiempo.

En la actualidad los símbolos de nivel II de Reiki se pueden encontrar en manuales, libros y páginas web. Si bien hubo temores, en un inicio, de que estos símbolos fueran mal empleados, la experiencia de estos años ha demostrado que no hay manera de utilizarlos para dañar.

Otro temor era que alguien que conociera los símbolos comenzara a practicar Reiki sin la debida iniciación, algo que se ha visto que es totalmente imposible de realizar, pues la sintonización, debe ser realizada por un maestro calificado antes de que la energía pueda fluir adecuadamente por el practicante.

En el Nivel II se enseñan tres símbolos, que tienen como finalidad ampliar la acción y la efectividad del reikista. Estos son:

- Cho Ku Rei: La Fuerza
- Sei He Ki: La Luz
- Hon Sha Ze Sho Nen: El Amor

Cho Ku Rei: La Fuerza

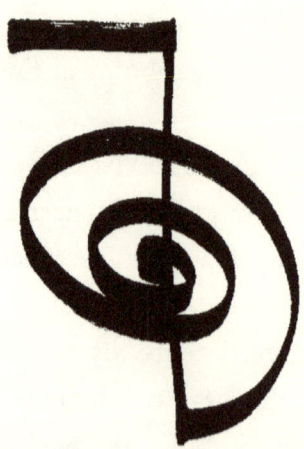

El nombre en japonés de este símbolo es Cho Ku Rei y se interpreta como el símbolo del Poder o la Fuerza.

Acción: *Potenciar.*

- Algunos significados que se le dan a este símbolo son: "Dios está aquí", "Energía Cósmica Universal aquí y ahora".

- Trabaja fundamentalmente a nivel físico y para potenciar todos los otros símbolos. Generalmente se utiliza al principio y al final de la cadena de símbolos.

- Permite la conexión inmediata con la energía Reiki, atrayéndola hacia la persona o el objeto de interés. Funciona como un interruptor.

- Es el símbolo Protector por excelencia.

- Se utiliza para limpiar y depurar las energías de baja vibración. Este símbolo transmuta energías de planos inferiores a niveles más elevados.

- No sólo carga de energías de alta vibración, sino que permite equilibrar los excesos de energía.

- Permite equilibrar energéticamente tanto animales como plantas y objetos.

Sei He Ki: La Luz

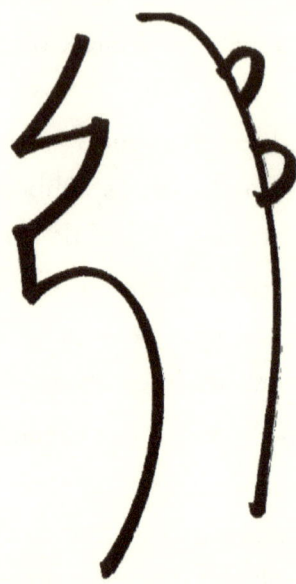

El nombre en japonés de este símbolo es Sei He Ki y se interpreta como el símbolo de la Luz.

Acción: *Purificar.*

- Algunos significados del símbolo son: "Dios y el Hombre se hacen Uno", "Clave del Universo".
- Trabaja fundamentalmente a nivel emocional y mental.
- Por su forma de dragón se dice que este símbolo escupe el fuego de la transmutación.
- Limpieza, purificación, desintoxicación y desintegración de las energías negativas, en las personas, animales, plantas, objetos y lugares.
- Para restablecer el equilibrio emocional y mental.
- Funciona muy bien a nivel del inconsciente.

- Para la reprogramación a nivel celular de creencias, karma, remoción de votos, entre otros.
- Ayuda a desarrollar la Conciencia Cósmica.

Hon Sha Ze Sho Nen: El Amor

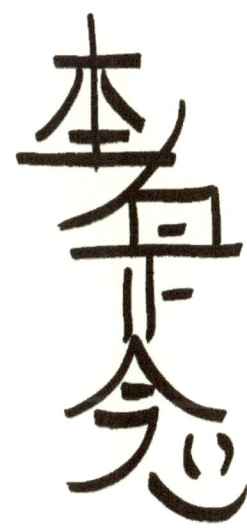

El nombre en japonés de este símbolo es Hon Sha Ze Sho Nen y se interpreta como el símbolo del Amor.

Acción: *Canalizar.*

- Algunos significados del símbolo son: "Ni pasado ni presente ni futuro", "Sanación a Distancia" y "Código de Ausencia".
- Es el más poderoso de los símbolos de este nivel. Trabaja a nivel espiritual.
- A través de este símbolo se opera la sanación borrando las fronteras del espacio y del tiempo.

- Rige la mente, pues al conectar con el plano espiritual, trae orden a la mente consciente.

- Actúa sobre el consciente y sobre el inconsciente.

- Una de sus aplicaciones específicas es la de la recuperación de la salud mental.

- Su aplicación en los tratamientos a distancia es tan poderosa, como lo es colocar las manos directamente sobre el paciente.

- Otra aplicación consiste en apoyar a distancia a otras personas, brindándole equilibrio y armonía.

- Conocimiento de las vidas pasadas. Permite interactuar con los registros akásicos.

Estos son los símbolos básicos que comparten casi todos los sistemas de Reiki, pero existen muchos otros símbolos que son entregados al reikista dependiendo del nivel y del sistema de Reiki que esté estudiando.

Símbolos personales

Existen también otro tipo de símbolos, que son los llamados símbolos personales. En algunas ocasiones, los reikistas reciben otros símbolos, bien sea durante el proceso de iniciación o durante su práctica como terapeuta.

Estos símbolos pueden ser empleados en tratamientos, o con cualquiera de las técnicas de manejo de energía Reiki que utilice el reikista. Es muy importante dejarse llevar por la intuición en estos casos. Se dice que cuando el reikista sea maestro, debe incluir los símbolos personales en sus iniciaciones.

SESIONES DE REIKI II

El uso de los símbolos

Para utilizar los símbolos de Reiki, se trazan en el aire, dirigiéndolos en la dirección deseada: un chakra, una región anatómica, una planta o cualquier objeto o lugar de interés. Imaginariamente, se empuja el símbolo con la mano tres veces en la misma dirección, repitiendo, en cada ademán, su mantra o nombre en japonés. Siempre que se utilice un símbolo, se debe realizar este mismo procedimiento.

En caso de que no sea apropiado utilizar las manos, puede trazar los símbolos y realizar los tres empujes mentalmente. Igualmente, el mantra puede ser dicho en alta voz o mentalmente.

Si un símbolo se traza mal, puede borrarlo con su mano, haciendo el gesto como si estuviera borrando en una pizarra y con la intención puesta en la acción. Si los símbolos queden mal trazados, lo cual es muy frecuente los primeros días, no es motivo para inquietarse. No estamos solos en este viaje y los maestros que nos acompañan conocen la intención y pueden corregir los símbolos por nosotros.

En qué orden se emplean

El orden general de los símbolos es el siguiente:

1. CKR – Cho Ku Rei
2. HSZSN – Hon Sha Ze Sho Nen
3. SHK – Sei He Ki
4. CKR – Cho Ku Rei

Algunas variaciones a este esquema general pueden ser:

- Eliminar el CKR al inicio. (HSZSN, SHK, CKR)
- Eliminar el HSZSN si no se va a trasmitir a distancia y si se cree que con el SHK y el CKR es suficiente. (CKR, SHK, CKR) (SHK, CKR)
- Eliminar el SHK

Existen muchas referencias en la literatura donde se recomienda qué símbolos utilizar con este o aquel padecimiento. En lo personal, creo que lo mejor es saber lo que estamos invocando con cada símbolo y utilizarlos según nos dicte la intuición. En caso de dudas, recomiendo utilizar los tres símbolos. Sabemos que no pueden dañar y sí pueden hacer mucho bien.

La sesión completa de Reiki

Como ya se comentó en el Nivel I, esta es la modalidad más utilizada para la aplicación de Reiki. Se asume que el lugar está acondicionado apropiadamente según se discutió anteriormente.

Tanto el paciente como el reikista deben despojarse de toda clase de joyas, piezas de metal y relojes. Tal como se señaló en los procedimientos del Nivel I.

El reikista debe lavarse las manos antes de iniciar cada sesión y asegurarse de que el paciente tiene un mínimo de sosiego. Si el paciente está muy agitado o tenso, primero se trata que libere la tensión y se relaje un poco antes de tomar posición en la camilla. Si los cuerpos mental y emocional están excitados, harán resistencia a la vibración armónica de Reiki, impidiendo que ocurra la resonancia adecuada.

También en este proceso previo se ayuda al paciente para que elija lo que desea sanar. Esta idea de sanación es la que luego verbalizará en el paso V. Los pasos a seguir durante una sesión de Reiki son los siguientes:

I.   Realizar Ken Yo Ku.

II. Ponerse en las manos los símbolos apropiados Ej. HSZSN, SHK, CHR

III. Aplicar sobre el propio cuerpo el símbolo CKR desde el chakra 7 hasta el chakra raíz, como si se lo estuviera aplicando otra persona.

IV. Limpiar el lugar. Con las palmas de las manos se envía energía Reiki en todas las direcciones de la habitación, especialmente hacia los rincones.

V.   Justo antes de comenzar a trabajar con el paciente se le pide que verbalice su intención de sanar.

VI. Contraer Hui Yin y cerrar la órbita microcósmica (Ver Nivel I).

VII. Alisar el aura. Con las palmas de las manos a 10 centímetros del cuerpo del paciente, se hacen tres elipses en sentido horario sobre su aura, iniciando y terminando en la cabeza.

VIII. Aplicar al paciente los símbolos apropiados sobre el chakra corona; sobre su parte frontal, desde el chakra 6 hasta el chakra raíz y en la planta de sus pies. Se puede utilizar sólo CKR, ó SHK y CKR, ó la secuencia HSZSN, SHK, CHR. A elección del reikista.

IX. Colocar las posiciones de Reiki. Bastan 3 minutos por cada posición. Para más o menos tiempo dejarse llevar por la intuición.

X. Sellar chakras dando un golpe en el aire sobre cada chakra.

XI. Repetir el paso VIII.

XII. Repetir el paso VII.

XIII. Liberar Hui Yin y abrir la órbita microcósmica (Ver Nivel I).

XIV. Separarse del paciente. Este proceso se realiza mentalizando lo siguiente: "Me separo, me separo, me separo; de fulano de tal me separo" y se acompaña con movimientos de corte y separación, que se realizan con ambas manos.

XV. Realizar el Ken Yo Ku, esta vez dando gracias por la sesión a los maestros y seres de luz que le asistieron.

Luego de este proceso el practicante debe limpiarse las manos, bien sea lavándoselas, sacudiéndolas fuertemente o pasándolas por el calor del fuego. Siga el resto de las recomendaciones del Nivel I.

AutoReiki

Luego de la iniciación de Nivel II, el reikista debe realizar nuevamente un proceso de limpieza energética por 21 días, tal como fue descrito en Nivel I. En este caso se aplican las mismas modalidades de autoReiki indicadas en el Nivel I, pero esta vez siguiendo la secuencia de pasos para el Nivel II en la que se incluye el uso de los símbolos.

Se aplica la secuencia anterior de la sesión completa, excepto que los pasos VI y XIII son opcionales y el XIV no se realiza.

Parrilla

Con el Nivel II, la parrilla se enriquece con el uso de los símbolos. En este caso, todos los reikistas involucrados trabajarán con los símbolos para sí mismos, en sus manos y en su cuerpo, como se indica en los pasos II y III de la sesión completa de este nivel.

Solamente uno de los reikistas alisará en aura y pondrá los símbolos al paciente, tal como se indica en los pasos VII, VIII, XI y XII de la sesión completa.

La duración de las posiciones en el Nivel II es de 3 minutos. Asimismo, el potencial sanador de la energía es mucho mayor. El hecho de trabajar con los símbolos amplía notoriamente el impacto de Reiki en los pacientes.

Reiki a Distancia

Es la modalidad más poderosa y el aprendizaje más revelador que se realiza en este nivel. Para realizar Reiki a Distancia, siempre se utiliza el símbolo HSZSN. Este símbolo tiene la capacidad de conectarnos con el Amor Incondicional.

En términos de la analogía presentada al inicio de este nivel, HSZSN permite actuar desde la perspectiva de la conexión con nuestro Yo Superior, es decir, de la persona sentada detrás de la rejilla. Desde esta posición, no hay momento del tiempo o punto del espacio que no pueda ser sanado.

Reiki a Distancia permite enviar energía a personas, animales, plantas, objetos y situaciones en cualquier lugar y tiempo. Se puede enviar energía a través del tiempo, tanto al pasado como al futuro. Si se piensa que HSZSN permite que la energía Reiki se mueva desde la perspectiva de la persona detrás del tablero, todos los sucesos del pasado y del futuro son accesibles desde este punto.

En el caso del pasado, la energía Reiki puede servir para equilibrar, sanar o reevaluar eventos previos. Aquí se puede modificar el modo en que viejos eventos son interpretados en el presente. Se puede enviar Reiki a una relación difícil del pasado, para que la percepción de las personas involucradas se amplíe y tengan impresiones y reacciones más amorosas.

Un requisito muy deseable en el caso de enviar Reiki a Distancia a las personas, es que sepan que van a recibir esta energía y estén preparadas para ello. La razón de esto es que, en muchas ocasiones, al enviar Reiki a Distancia, los pacientes han referido sensaciones y síntomas que de presentarse en un ambiente laboral o que demande ciertos niveles de atención, puede ocasionar una interferencia no deseada.

Se pueden utilizar varias modalidades para aplicar Reiki a Distancia, en este punto la creatividad no tiene límites, pero todas ellas involucran la utilización de testigos.

Testigos

Los testigos no son otra cosa que medios para representar a un sujeto u objeto con el que se desea trabajar energéticamente. Así como se necesita un número telefónico para llamar a alguien o una dirección para enviar un correo; en los trabajos con energía se necesita una manera de identificar el destinatario de la energía. Esa identificación se realiza a través de testigos. Al aplicar energía sobre un testigo, se está expresando nuestra intención de enviar dicha energía al objeto o sujeto representado por éste.

Existen diversos tipos de testigos. Entre los más importantes tenemos:

Testigo Biológico: Es cualquier elemento biológico de la persona, animal o planta que se desea tratar. Podría ser una porción de cabello, pelos, uñas, sangre, hojas, raíces, plumas.

Testigo Impregnado: Consiste en una prenda u objeto usado, impregnado por la energía de la persona o un objeto del lugar que se desea sanar.

Testigo Foto: Una foto del sujeto (persona, animal, planta, lugar) de tratamiento, es un excelente medio para facilitar el envío de energía Reiki. En este tipo de testigo se incluyen las radiografías y las fotocopias de documentos entre otros.

Testigo Fabricado: Consiste en escribir en un papel los datos que identifican al sujeto (persona, animal, planta, lugar) de tratamiento como son nombre, fecha de nacimiento, ciudad.

Testigo Mental: La imagen mental de un sujeto (persona, animal, planta, lugar) de tratamiento es suficiente para enviar energía Reiki. Se emplea comúnmente con sujetos que son familiares para el terapeuta. También puede utilizarse la información que se aportaría en un testigo fabricado como imagen mental del sujeto, es decir, se crea una imagen mental con los datos del nombre, lugar, entre otros.

Testigo Modelo: Se emplea un objeto como medio para representar el sujeto a tratar. A modo de ejemplo, puede utilizarse un muñeco de peluche, una almohada o el muslo del propio reikista.

Pasos

Hay dos modalidades fundamentales de Reiki a Distancia:

- Reiki a Distancia Completo con todas las posiciones como si se estuviera en presencia. En este caso se utiliza el testigo Modelo o quizás el testigo foto si se tiene una foto de cuerpo completo del paciente.

- Reiki a Distancia Corto aplicando la energía al paciente como un todo, durante un tiempo mínimo de 6 minutos. En este caso se suele trabajar mayormente con los testigos foto, mental y fabricado.

Los pasos a seguir durante la sesión de Reiki a Distancia son los siguientes:

I. Realizar Ken Yo Ku.

II. Ponerse en las manos los símbolos HSZSN, SHK, CHR.

III. Aplicar sobre el propio cuerpo el símbolo CKR desde el chakra 7 hasta el raíz, como si se lo estuviera aplicando otra persona.

IV. Con las manos en Namasté, realizar una conexión mental con el Yo Superior del paciente indicando que se va a iniciar la sesión.

Estar atentos a cualquier indicación que puedan recibir para no realizar el tratamiento.

V. Contraer Hui Yin y cerrar la órbita macrocósmica.

VI. Alisar el aura con las palmas de las manos sobre el testigo que se utilice, con tres movimientos elípticos en sentido horario.

VII. Aplicar al testigo los símbolos apropiados; una vez si se trata de Reiki a Distancia Corto; o sobre el chakra corona, la parte frontal y en la planta de sus pies para el caso de Reiki a Distancia Completo. Se puede utilizar sólo CKR, ó SHK y CKR, ó la secuencia HSZSN, SHK, CHR.

VIII. Colocar las posiciones de Reiki sobre el testigo 3 minutos en cada una en caso de Reiki a Distancia Completo. Colocar el testigo foto/creado o visualizar la imagen mental entre las manos por un mínimo de 6 minutos en el caso de Reiki a Distancia Corto.

IX. Al finalizar las posiciones, avisar al Yo Superior de la persona que terminó la sesión y enviar los símbolos tres veces con las manos hacia el paciente o la situación.

X. En caso de Reiki a Distancia Completo, sellar chakras dando un golpe en el aire sobre cada chakra.

XI. Repetir el paso VII.

XII. Repetir el paso VI.

XIII.   Liberar Hui Yin y abrir la órbita macrocósmica.

XIV.   Separarse del sujeto. Este proceso se realiza mentalizando lo siguiente: "Me separo, me separo, me separo; de fulano de tal me separo" y se acompaña con movimientos de corte y separación, que se realizan con ambas manos.

XV.   Realizar el Ken Yo Ku, esta vez dando gracias por el proceso a los maestros y seres de luz que le asistieron.

Para trabajar con el testigo modelo, es necesario asociar el testigo con el objeto o sujeto al que deseamos enviar Reiki. Esto se logra colocando los símbolos HSZSN y CKR sobre el testigo y luego repetir tres veces el nombre del objeto o sujeto de tratamiento, mientras palmeamos sobre el testigo modelo.

OTRAS APLICACIONES DE LOS SÍMBOLOS

Programación Mental

Esta técnica permite realizar un trabajo de programación de creencias, utilizando frases o afirmaciones. La frase puede seleccionarla el terapeuta o el cliente, pero debe ser algo con lo que éste último se sienta comprometido totalmente.

Pueden emplearse frases como: "Soy abundante y próspero", "Yo Soy el que Soy", "Mi Tiempo es Perfecto", "Gozo de Salud y Alegría", "Mi Vida es Amor", "Yo Soy Luz".

Pasos

    I.   Realizar Centrado de Corazón.

    II.   Alisar el aura.

    III.   Aplicar CKR en el chakra corona y en los pies.

    IV.   Repetir el nombre de la persona 3 veces.

    V.   Aplicar el SHK en el chakra corona.

    VI.   Repetir la afirmación elegida.

VII.   Colocar la mano no dominante en la frente y la dominante bajo la región occipital. Mantener esta posición por 3 minutos, mientras se repite mentalmente la afirmación.

VIII.   Quitar la mano de la frente y aplicar Reiki por 3 minutos más, en la región occipital, sin repetir la afirmación.

El cliente debe repetir la afirmación mentalmente mientras se realiza la terapia. Esta técnica puede utilizarse también para auto programación mental.

Algunas Ideas Útiles

Proteger la Vivienda

Aplicar el CKR cada vez que salimos o entramos en la vivienda. También puede aplicarse CKR en las seis direcciones de la vivienda: norte, sur, este, oeste, arriba y abajo.

Si hay cargas emocionales y mentales, se recomienda utilizar el SHK. También se puede utilizar el HSZSN en caso de que se necesite manejar conflictos relacionados con el pasado o aspectos kármicos.

Protegerse uno mismo y a los demás

Trazamos el CKR alrededor del cuerpo: a los lados, al frente, a la espalda y sobre el chakra raíz. Cada vez que se vaya a salir de la casa se puede aplicar el CKR al menos frontalmente. Puede aplicarse también a cualquier otra persona.

Igual que en el caso anterior, se puede utilizar el SHK para protección emocional/mental. Si se desea preparar la situación anticipadamente para una reunión de negocios o un encuentro importante, puede utilizar el HSZSN junto a los demás símbolos.

Apoyo a emergencias

Hay situaciones de emergencia como un choque o una caída, que aparentan cierto grado de desequilibrio o tienen potencial de atraer bajas vibraciones. En estos casos se puede enviar con la mano o mentalmente el CKR, teniendo en mente la intención del símbolo: "Dios está aquí" o "Energía Cósmica Universal aquí y ahora". De este modo se está inyectando energía de alta vibración a la situación o persona en cuestión, facilitando la armonización del proceso o evento en curso.

El agua y los alimentos

Se puede aplicar el CKR a todo lo que vayamos a ingerir, para disminuir los posibles efectos nocivos o tóxicos. Aplicar el símbolo sobre la comida y colocar las manos sobre el plato por unos segundos, ayuda a equilibrar energéticamente el alimento.

Si usted consume algún medicamento, es conveniente aplicarle los símbolos justo antes de ingerirlo.

El agua, también debe ser tratada e impregnada con la energía y los símbolos de Reiki, para que nos ayude a armonizarnos. A través de los experimentos de Masaru Emoto con el agua, podemos entender los beneficios que esto puede aportar en nuestras vidas.

La Técnica del Cuaderno

Es útil emplear un cuaderno para registrar las metas que se desean alcanzar. Esta técnica es preferentemente para procesar objetivos personales.

En los reversos de portada y contraportada, se dibujan los símbolos con sus nombres escritos tres veces. Si lo desea, los cubre con una foto o papel para que no se vean a simple vista.

Seguidamente en el cuaderno se escriben las metas y se le aplica un mínimo de 3 minutos de Reiki a cada tapa del cuaderno. Luego se le aplica Reiki todos los días por 3 minutos mínimo, tomando el cuaderno entre las dos manos.

Para clarificar las peticiones se pueden hacer dibujos, pegar fotos en el cuaderno, utilizar color para destacar algo, en fin, ¡sea creativo! El límite sólo lo pone uno mismo.

La Técnica de la Caja

Se toma una caja en cuyo interior, en el fondo, escribirá los símbolos de Reiki con sus mantras repetidos tres veces. En esta caja se pueden colocar peticiones varias, como la sanación para los tratamientos en proceso, pedidos de sanación de terceros, metas grupales y cualquier requerimiento del que se tengan pocos datos.

Seguidamente se le aplica un mínimo de 6 minutos de Reiki a la caja. Luego se le aplica Reiki todos los días por al menos 3 minutos, tomando la caja entre las dos manos.

Es recomendable que disponga un cuaderno para registrar los resultados que va obteniendo de la técnica del Cuaderno y de la Caja. Esto va a incrementar su confianza en estas técnicas que no es más que incrementar su confianza en su conexión con su propio Yo Superior.

INFORMACIÓN ADICIONAL

Este capítulo es para presentar información que he recibido durante dos sesiones de Reiki. Una trata acerca de lo que ocurre en una sesión Reiki y la otra acerca de las posiciones de las manos.

En ambos casos, la información fue transmitida por clientes con ciertos niveles de percepción extrasensorial, inmediatamente después de concluir la sesión. Me permito compartir estas experiencias con el lector para que amplíen su visión de lo que esta práctica puede significar. En modo alguno se establecen estas visiones como "la verdad", sino como una información que puede favorecer la comprensión de Reiki.

¿Qué ocurre en la sesión Reiki?

Esta historia ocurrió en una sesión tipo parrilla, dónde me acompañaba otro maestro Reiki. Durante la sesión de Reiki la paciente, quien es vidente natural, pudo apreciar un haz de luz –energía- entrando por mi cabeza y por la del otro maestro.

Estos haces eran de luz blanca brillante en su centro y hacia la periferia se iba tornando en arco iris.

Los haces de luz eran muy anchos hacia arriba y se reducían paulatinamente a medida que descendía hasta encajar perfectamente en el chakra coronario.

Esta luz llegaba a nuestros corazones y de allí pasaba a las manos. De las palmas de las manos salía un haz multicolor y de los dedos salían rayos como líneas finas de luz de diferentes colores. Tanto el haz como las líneas podían alcanzar una longitud de medio metro.

También observó una columna de luz intensa y brillante en forma de cilindro, al lado de cada reikista. Identificó esta energía como maestros de Reiki de otros planos que nos asistieron durante el proceso de Reiki.

A nivel personal, sintió una energía muy sutil que recorría todos sus cuerpos, limpiando y equilibrando todo a su paso. En el cuerpo etérico sintió un poderoso efecto de limpieza y lo comparó con sacudir y limpiar profundamente una alfombra.

Las posiciones de las manos

En otra ocasión, luego de aplicar Reiki a una paciente que posee el don de la clariaudiencia; se me quedó mirando fijamente mientras salía de su profunda relajación y luego comentó:

"Me dijeron los maestros que te diera esta información acerca de las posiciones de la parte superior del cuerpo.

La primera posición es para eliminar los pensamientos innecesarios y despejar la mente.

La segunda es para aumentar la comprensión. Permite aumentar la capacidad de interpretar el significado real detrás de las palabras y de los hechos.

La tercera posición es para limpiar el subconsciente de información innecesaria. Lo barre completamente, liberando condicionamientos escondidos muy profundamente, deseos no cumplidos y mucho más.

La cuarta es para aprender a comunicar, a decir con claridad lo que se quiere decir. También tiene que ver con la oportunidad en términos de: Qué decir y cuándo decirlo.

Por último, la quinta posición sella todo el trabajo anterior."

En mi práctica con clientes y también a título personal en mis sesiones de autoReiki, he podido verificar intuitivamente lo apropiado de esta información.

NIVEL III
La Realización

INTRODUCCIÓN AL NIVEL III

Introducción

El Nivel III del Sistema de Reiki Usui Tibetano aumenta notablemente la capacidad vibratoria de nuestros cuerpos energéticos y constituye en sí mismo una maestría personal. Es un nivel de gran responsabilidad para el reikista, donde se manejan técnicas que requieren de más trabajo individual y profunda convicción y entrega para facilitar adecuadamente los procesos de curación. El trabajo es más sutil.

Se trabaja desde el plano del corazón, desarrollando nuestra autoconfianza y atrayendo nuestra atención cada vez más hacia nuestro Maestro Interior, hacia nuestro verdadero y eterno ser. También se potencia con creces nuestra intuición y nuestra capacidad de lidiar en paz y armonía con las situaciones cotidianas.

Se aprende un nuevo símbolo que es el símbolo de maestría Usui Tradicional. Este símbolo amplía el poder de la canalización de energía Reiki. Es también un elemento que engrandece la conexión entre el plano físico y el plano espiritual.

Se presentan los mandalas tibetanos Antahkarana que permiten ampliar y potenciar el uso de Reiki, tanto a nivel personal como en el trabajo con los demás y con el planeta.

En este nivel se va a iniciar al reikista en varios procedimientos que lo van a ayudar en su práctica, permitiéndole realizar una intervención más profunda en su facilitación del proceso de sanación. Entre los que destacan están la repolarización, la cirugía energética y el regreso al hogar.

Linaje

El Reiki es una disciplina que se enseña de maestro a discípulo. A diferencia de otras técnicas que se enseñan en escuelas, institutos y universidades, muchas de las cuáles se pueden aprender de forma autodidacta, Reiki requiere que un maestro te inicie personalmente. No existe una sede central que avale o certifique a un practicante de Reiki, por lo que la mejor manera de "certificar", "formalizar" o "validar" tu habilidad es mediante la exposición del origen de tu conocimiento. Esto se hace a través de tu linaje de Reiki.

El linaje también sirve para honrar a los maestros que nos precedieron e hicieron posible el milagro de Reiki para nosotros. A continuación, presento mi linaje, tu linaje si así lo eliges, con profundo respeto y agradecimiento a todos los maestros que cito. También hago extensivo este respeto y agradecimiento a todos los maestros de luz de todos los tiempos, por sostener los milagros en la tierra.

El nuevo iniciado hereda el linaje de su maestro, como si se tratara de una genealogía de Reiki. Es importante destacar que en ninguna circunstancia el linaje es una expresión de la calidad, integridad, eficacia o grado de autenticidad del reikista. Sin importar cuán lejos o cerca se encuentre el iniciado del Dr. Mikao Usui, su habilitación para canalizar Reiki es tan válida como la del propio fundador.

Más que buscar una ubicación en el linaje que lo acerque al maestro Mikao Usui, el iniciado debe buscar dentro de sí mismo la integridad y fortaleza necesarias para vivir y practicar Reiki de acuerdo a los principios de esta disciplina, siguiendo y siendo fiel a su propio Maestro Interior.

Mi linaje de Reiki

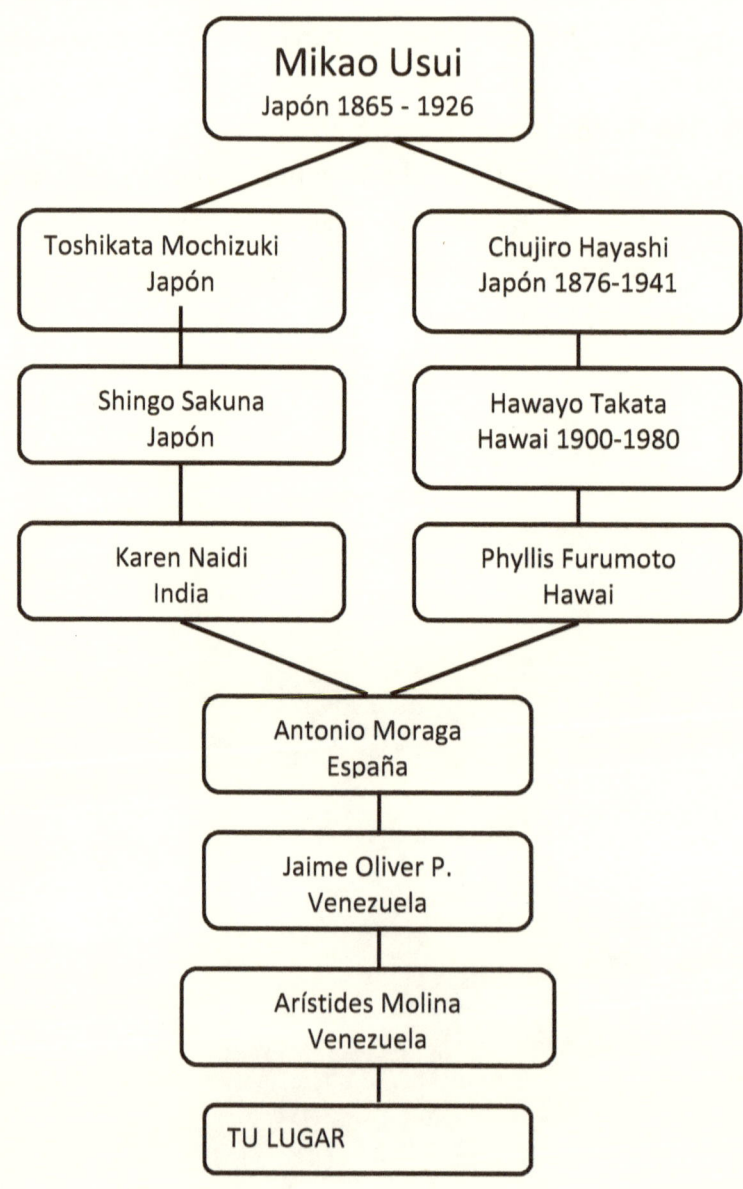

SÍMBOLOS DE NIVEL III

Dai Ko Myo: Símbolo Maestro

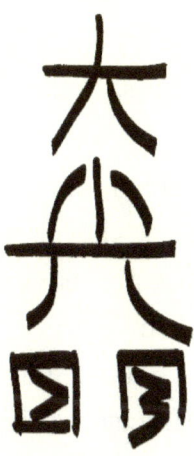

Dai Ko Myo Tibetano

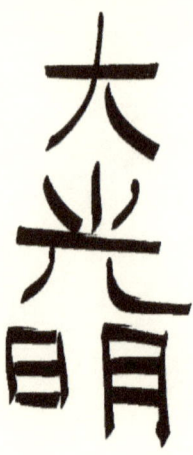

Dai Ko Myo Japonés

El nombre de este símbolo en japonés es Dai Ko Myo y se interpreta como el símbolo de la Maestría.

Acción: Conectar el Yo Físico con el Yo Superior.

- Algunos significados son: "Gran Luz Brillante", "Gran Ser del Universo brilla sobre mí", "Casa del Tesoro de la Gran Luz Radiante", "La Cura del Alma".

- Al igual que en el caso del HSZSN, existen diferentes versiones de este símbolo. Las que se utilizarán en este curso son las que se ilustran más arriba, que corresponden al Dai Ko Myo Femenino o Tibetano y al Dai Ko Myo Masculino o Japonés, respectivamente.

- El uso primario del Dai Ko Myo (DKM) es hacer la iniciación Reiki. Como símbolo de Maestría encapsula el fenómeno Reiki en sí mismo.

- DKM contiene la energía resumida y potenciada de los tres símbolos del Nivel II.

- DKM se utiliza para conectarte con tu propósito de vida y se utiliza en todos los trabajos de protección y sanación.

- Dai Ko Myo tiene una vibración más alta que el Cho Ku Rei y por tanto tiene un potencial superior para la sanación y la transformación personal.

- También se usa para manifestar poder ilimitado en el mundo físico y es por tanto lo divino en forma física. Se dice que los "milagros" ocurren con este símbolo.

- DKM puede ser empleado como un foco de meditación (tal como puede ser utilizado cualquiera de los otros tres símbolos).

- Se recomienda que se utilice en todos los trabajos de Reiki.

- DAI significa grande; gran hombre.

- KO significa luz; fuego llevado por un hombre.

- MYO significa brillo; el sol y la luna.

Usos del DKM

Se utiliza en todas las actividades Reiki que se han estudiado en los niveles precedentes. Con él se invoca una energía que se mueve en un nivel vibratorio superior a todos los símbolos anteriores.

Para utilizar DKM en las sesiones de Reiki, deben utilizarse los mismos pasos que se estudiaron en el nivel II, utilizando el

DKM al inicio de todas las secuencias de símbolos, especialmente en los siguientes momentos:

- Al poner los símbolos en nuestras manos.
- Al poner los símbolos al cliente antes de imponer las manos.
- Al poner los símbolos al cliente luego de sellar los chakras.

Lo mismo es válido para la parrilla, las sesiones a distancia, las sesiones de autoReiki y la programación mental.

Este símbolo debe incorporarse como medio de protección para personas y espacios; también agregarlo a las técnicas del cuaderno y de la caja estudiadas en el Nivel II.

El símbolo DKM puede sustituir a los símbolos CKR y SHK, pero no al HSZSN que es imprescindible para el envío de Reiki a Distancia. El reikista puede elegir emplear solamente DKM cuando se recomiende el uso de CKR y del SHK, o puede agregar DKM dondequiera que se recomiende el uso de CKR y/o SHK.

Por último, DKM se utiliza en todas las iniciaciones de Reiki y en los procedimientos descritos en este nivel como la Cirugía, la Repolarización y el Regreso al Hogar.

ANTHAKARANA

Según la enseñanza generalizada en Reiki, el Antahkarana es un mandala tibetano que se utiliza para potenciar el trabajo con esta energía. Diversos autores manejan diferentes conceptos de Antahkarana. Sin embargo, yo elijo trasmitir el concepto relacionado con los tattvas de la filosofía hindú.

En mis investigaciones, he podido constatar que la palabra Antahkarana designa el órgano psíquico y se encuentra a un alto nivel de vibración, pero aún así pertenece al mundo de las limitaciones. Para ilustrar mejor lo que este concepto de Antahkarana significa, se presenta un subconjunto de la jerarquía de categorías del ser o tattvas, en la tabla de la página siguiente.

De acuerdo a este modelo, Antakarana o Antahkarana, es la expresión de tres de las categorías del ser conocidas como Buddhi, Ahankaara y Mánas. En español podrían utilizarse las palabras Intelecto, Ego y Mente, respectivamente. Según el orden de los tattvas, antes del Antahkarana existen Purusa y Prakriti que son Shiva y Shakti cubiertos con el velo de Maya y sometidos a las limitaciones del tiempo, el espacio, la voluntad, el conocimiento y la acción.

Púrusa	Es Shivá tras haber sufrido el velo de Maayaa y las cinco Envolturas de la Ignorancia. Pese a la limitación autoimpuesta, Shivá sigue, no obstante, igual. Este Púrusa es el Ser interior en todos los seres.	
Prákriti	Prakriti es un estado en el cual permanecen totalmente equilibrados los poderes del Conocimiento, la Voluntad y la Acción, tras haber sufrido una contracción más. Púrusa, qué es Shivá mismo, contempla a Su Shákti, quién aparece ahora como Prákriti, equilibrando los tres poderes. Shivá cambió su punto de vista y comenzó a considerarse como un alma individual.	
Buddhi o Mahát	Es la primera manifestación de Prakriti. Buddhi constituye la facultad determinativa mediante la cual decides un curso de acción en tu vida. En suma, Buddhi es "el Intelecto". Buddhi es también ese principio que te permite catalogar abstractamente un particular objeto, animal o persona bajo una categoría definida. Por ejemplo, "Ese es un perro", "Este es un sombrero".	ANTAHKARANA Órgano (psíquico) interno
Ahankaara o Asmitaa	Es la segunda manifestación de Prakriti. Ahankaara constituye el limitado "sentido de yo". En suma, Ahankaara es "el Ego". Su principal característica es "la auto-apropiación." Asocia al "Yo" puro, que es un mero testigo, con una particular acción o concepto. Por ejemplo, "Hago mi trabajo", "Construyo edificios", "Te amo", "Soy pobre", etc. Si se quita el Ahankaara las oraciones quedarían así: "El trabajo se está haciendo", "Los edificios están siendo construidos", "Hay amor por ti", "Hay pobreza", etc. Ahankaara también da "volumen" a todo. Es la causa para este universo 3D.	
Mánas	Es la tercera manifestación de Prakriti. Mánas constituye una red de pensamientos. En suma, Mánas es la "mente ordinaria" que es la fuente y la controladora de los futuros Poderes de Percepción y de Acción. Otra de sus funciones es enderezar y colorear la primitiva imagen que se forma en la retina. Mánas trabaja solamente en 2D, no en 3D. El asignar la 3D es el trabajo de Ahankaara.	

Esta contracción de la grandeza de Shiva y Shakti –principios "masculino y femenino" previos a la existencia manifestada–, crea la base de lo finito, la base de la separación ulterior.

En el Antahkarana, el intelecto es el componente psíquico que permite conocer lo que aparentemente no se conoce. La capacidad innata de identificar objetos diferentes y la capacidad de categorizar mediante conceptos abstractos, son algunas de las funciones del intelecto. Es la herramienta para conocer el mundo.

El ego es el componente psíquico que permite diferenciar el ser del resto del universo. Esta separación es, por supuesto, una ilusión. Es un mecanismo psíquico que aporta el ego para que las entidades individualizadas en Prakriti se reconozcan a sí mismas como diferentes de todo lo demás.

La mente es el componente psíquico que permite integrar las herramientas de percepción y de acción. La mente controla los sentidos, las sensaciones, la locomoción, el habla, etc. También es responsable de manejar la red de pensamientos.

Estos tres elementos, que hemos esbozado de modo muy simplificado aquí, conforman el Antahkarana u órgano psíquico interno. Antahkarana es un órgano triuno que integra esencialmente las limitaciones del conocimiento, de la voluntad y de la acción. A través de este órgano se realiza la interacción con el mundo que denominamos "real".

Símbolo Antahkarana

En cuanto al símbolo que lo representa, se compone de tres trazos similares a un siete, cada uno de ellos representando uno de los tres aspectos; intelecto, ego y mente, que conforman el

Antahkarana. La figura también recuerda un hexaedro o cubo, que muestra sólo tres de sus seis caras.

Simbólicamente las tres caras visibles representan los aspectos de Buddhi, Ahankaara, Mánas, mientras que las caras ocultas representan los aspectos divinos de Shakti que son los poderes del Conocimiento, la Voluntad y la Acción ilimitados. De este modo el símbolo del Antahkarana establece energéticamente una conexión entre ambos lados del velo de Maya, permitiendo liberar las limitaciones de este plano con el poder de lo ilimitado.

Este símbolo es multidimensional. A primera vista parece ser bidimensional, formado por tres sietes en una superficie plana. Cada uno de estos siete representa los siete chakras, los siete colores y las siete notas de la escala musical. Desde otra perspectiva, el símbolo se ve como un cubo tridimensional. Su energía se mueve desde dos a tres dimensiones que pueden ser vistas, pero también continúa a través de las dimensiones invisibles todo el camino hasta las vibraciones más altas del Ser Superior.

Procedencia

Si bien este es uno de los símbolos que se emplean en ceremonias, rituales y sistemas tibetanos, está claro que los tibetanos no originaron el símbolo y no hay registros escritos de su verdadero origen.

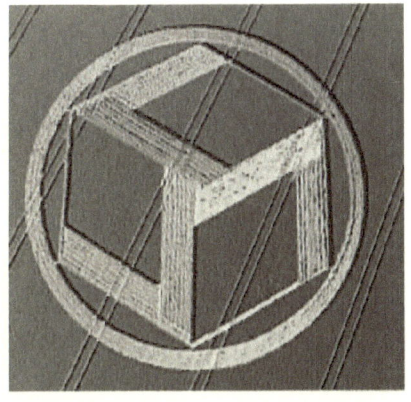

La imagen de arriba es una foto del símbolo Antahkarana tomada en la campiña inglesa. La misma corresponde a uno de los tantos círculos de las cosechas que han estado apareciendo durante años en Gran Bretaña fundamentalmente.

Estos dibujos sólo pueden ser apreciados correctamente desde el aire, debido a su gran tamaño. Generalmente aparecen en áreas cultivadas con cereales como el trigo. Los dibujos se forman torciendo los tallos de las plantas, similar a como ocurre con el terciopelo, de modo que a la distancia se observan áreas de un color diferente.

Por sus proporciones y la rapidez con que aparecen estas imágenes, generalmente de un día para otro, se cree que es imposible que sean hechas por seres humanos.

Muchos investigadores sugieren que estos extraños dibujos, son mensajes enviados por seres de luz provenientes de otras dimensiones o del espacio extraterrestre. Como nota curiosa, se ha podido observar que los tallos torcidos no dejan de crecer y dar frutos, incluso se dice que tienen un rendimiento mayor que el resto.

Luego de estas informaciones, la esotérica analítica y la misteriosa y mágica, no puedo más que dejar a su discernimiento cualquier valoración acerca del origen y el significado del símbolo Antahkarana. También recomiendo que se familiaricen con el símbolo en su práctica; que conozcan y entiendan cómo funciona y cómo pueden apoyarse en él para potenciar y concentrar su propio poder personal.

Tipos de Mandalas Antahkarana

A los efectos de su uso en el Reiki Usui Tibetano, existen cuatro presentaciones mandálicas del símbolo Antahkarana que se reseñan a continuación:

Antahkarana masculino

El símbolo de Antahkarana es pequeño. Se emplea para realizar curaciones más directas y potentes, como es típico de la energía masculina. También es útil para hacer meditaciones; para el mandala de cristales y para recordar sueños.

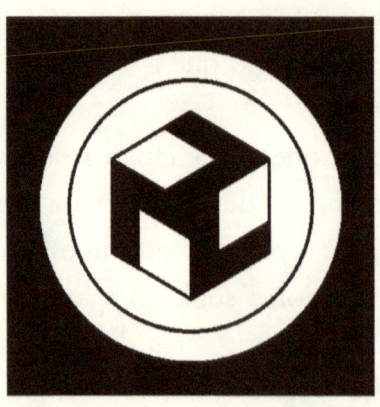

Antahkarana femenino

El símbolo de Antahkarana es grande. La curación es más suave y amorosa. Es muy útil para las terapias de Reiki, pues expande el aura y protege al paciente y al reikista.

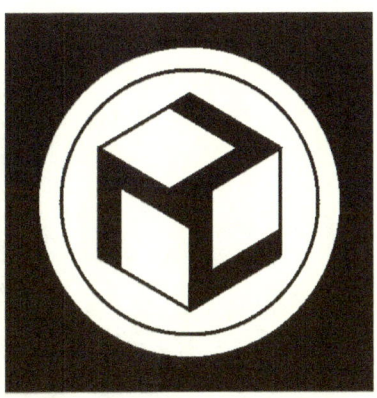

Cruz de Antahkarana

Purifica y limpia. Ayuda a la apertura del chakra del corazón, moviendo hacia el amor incondicional y la compasión. Facilita la armonización de los siete chakras.

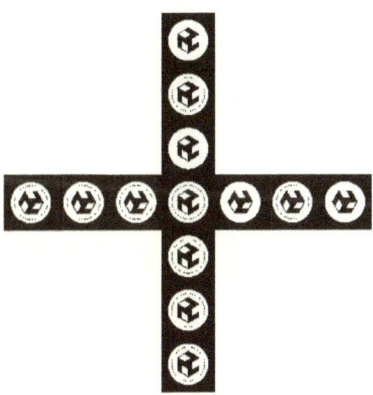

Antahkarana múltiple

Desbloquea energías estancadas de baja vibración. Es un símbolo dispersante por naturaleza. No debe colocarse mucho tiempo, sólo al inicio de la sesión de Reiki, pues puede llegar a dispersar la propia energía de sanación.

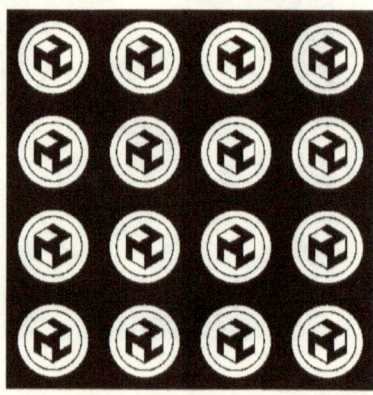

Sutratma

El Sutratma en su construcción tiene como base el símbolo Antahkarana. Este mandala genera energía y vitalidad, favorece la longevidad e incrementa la salud física a la vez que eleva las defensas del organismo. Se puede utilizar conjuntamente con un mandala Antahkarana, uno bajo cada pie, en las iniciaciones y meditaciones.

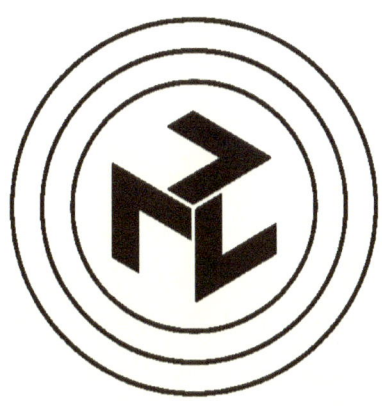

Usos del Antahkarana

El mandala del Antahkarana es muy antiguo y ha sido ampliamente utilizado para meditación y sanación en el Tibet y China por miles de años. Se dice que es muy poderoso. Simplemente con su presencia, puede crear un efecto positivo en los chakras y el aura.

Cuando se hace trabajo de sanación, este símbolo concentra, enfoca y profundiza la acción de las energías involucradas.

Cuando se medita con el mandala sobre tu persona o cerca de ti, se activa lo que los taoístas llaman Gran Órbita Microcósmica, provocando que las energías psíquicas, que normalmente entrarían por el chakra corona, entren por los pies y viajen hacia la coronilla por la parte de atrás del cuerpo y luego desciendan por el frente hasta los pies nuevamente. De este modo se conecta a la persona con tierra, creando un flujo continuo de energía a través de los chakras.

Algunas recomendaciones para utilizar el Antahkarana son:

- Neutralizar la energía negativa que se ha estancado en objetos tales como joyas o cristales. Esto se hace colocando el objeto entre dos mandalas o simplemente colocándolo encima o debajo de un mandala.

- Reforzar cualquier trabajo de sanación incluyendo Reiki, colocando los mandalas bajo la camilla durante la sesión.

- Armonizar espacios. Con sólo colocar el mandala en una habitación se armoniza la energía del ambiente.

- Mejorar la conexión con los sueños, poniendo el mandala bajo la almohada para tener sueños lúcidos y recordarlos al despertar.

- Para reforzar el trabajo con cristales mediante el mandala de cristales.

Una experiencia con Antahkarana

Las formas son energía. Es por eso que todas las formas emiten permanentemente patrones energéticos. Lo que sigue es una experiencia contada por Mimi, amiga, alumna y colega de Perú, que demuestra el poderoso efecto del mandala de Antahkarana cuando se concentra la atención en él.

"La energía es inteligente y obra por sí misma", explicó un día el maestro Dunas, y fue algo que se me quedó grabado aun sin entenderlo por completo. Salí a mi casa de campo con mis símbolos y el Antahkarana, para practicarlos y aprender a hacerlos. Sentada allí me aboqué al dibujo de los símbolos. Pronto noté que mi capacidad de dibujante no era tal, pero mi empleado, un hombre de campo, conocedor solamente de la sabiduría de la naturaleza y muy buen dibujante, me dice desde lejos con su lampa en mano: "señora, ¿la ayudo?" Yo me dije "¿por qué no?" Él se sentó y empezó a hacer los diferentes antahkaranas con gran habilidad, mientras conversábamos acerca de esos dibujos.

Le conté de la aparición de estas formas en los campos de Reino Unido, pero no le expliqué su uso. Deta, así se llama el muchacho de 25 años, escuchaba con atención mientras dibujaba. La charla se vio interrumpida por la frase: "¡Ay que calor tan raro!, ¿no señora?" El dibujo del último Antahkarana había terminado y él, pidiendo disculpas se alejó un rato para refrescarse del exceso de calor que hacía en el campo limeño. Tardó en volver y al regresar me dice: "señora, no sabe lo que pasa. Me ha dolido muchísimo pero, de forma extraña, he botado un cálculo… ese que tenían que operarme, ¿recuerda?… se salió solo señora, es enorme… ¡y no dolió ni la mitad de cuando boté las piedritas chiquitas y es enorme!, ¿no me cree… quiere verlo?" Cuando sacó el papelito donde lo tenía envuelto, el asombro me enmudeció. Era más grande que mi uña del dedo meñique.

Lo quede mirando, sus ojos inquisidores me miraban fijamente y dijo: "¿habrán sido los dibujos señora?"

Le dije que sí, y en su natural simpleza de humilde conocedor de las leyes naturales del campo, sonrió. Le dije: "agradece, Deta, la ayuda que se te dio". Así lo hizo, a su manera y en su forma… tampoco pregunte a quienes agradecía.

MANDALA DE CRISTALES

El mandala de cristales es una de las herramientas más valiosas para los reikistas, una vez alcanzado el Nivel III del sistema de Reiki Usui Tibetano.

Consiste en disponer un grupo de cristales simétricamente en torno a un centro. Generalmente esta disposición de los cristales se realiza sobre la imagen de un mandala para reforzar la energía con la intención de dicho mandala. En el caso del Reiki Usui Tibetano, se emplea comúnmente la imagen del Antahkarana.

Es sabido que los cristales tienen las propiedades de captar, almacenar e irradiar energía. Debido a su estructura, se comportan como grandes resonadores que pueden manejar las energías de los niveles más sutiles, incluyendo la energía de las emociones y de los pensamientos. Algunos cristales se emplean incluso para canalizar vibraciones angélicas y arcangélicas.

En el Reiki Usui Tibetano se suele construir el mandala de cristales con cuarzo cristal. Este cristal tiene, entre otras, las siguientes características:

- Contiene la pureza de los Elohim.

- Se relaciona con la energía del Arcángel Gabriel.

- Armonizador y equilibrante en todos los niveles.

- Trae más Energía Vital Universal al cuerpo, las emociones y la mente.

- Confiere sentido de claridad y pureza.

- Limpia el campo áurico.

- Tiene impacto positivo en los chakras.

- Mejora la actividad mental. Amplifica los pensamientos.

- Muy buena herramienta para la reprogramación y desprogramación.

- Desintoxica.

- Aclara la vista, la audición, el pensamiento y la expresión.

- Equilibra el Sistema Nervioso.

Estructura del Mandala

El mandala de cristales se forma con ocho cristales de cuarzo. Siete de ellos deben tener una longitud mínima de 5 centímetros, forma alargada y terminar en punta en uno de sus extremos. Seis de estos cristales se ubican en cada uno de los seis vértices del hexágono que forma el símbolo del Antakarana, con las puntas apuntando hacia adentro. El séptimo cristal es denominado cristal maestro y se ubica en una esquina del mandala.

El octavo cristal se utiliza para colocarlo en el centro del mandala y debe ser preferentemente en forma de pirámide. Este último cristal actúa como amplificador y resonador de la energía que se programa en el mandala.

El mandala puede estar sobre una caja en la que se colocan fotos y/o peticiones diversas. Deben ponerse los símbolos de Reiki detrás de cada foto o petición. Como alternativa o complemento, pueden ponerse los símbolos dentro de la caja.

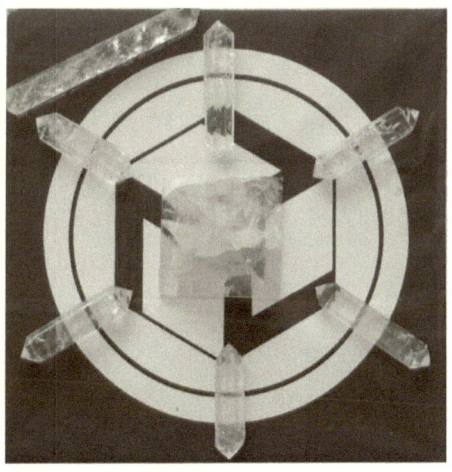

Selección y preparación de cristales

Un factor muy importante es la escogencia de los cristales. Además de seguir las sugerencias descritas anteriormente, los cristales deben ser seleccionados, personalmente, por al menos uno de los autores del mandala.

Cada cristal posee matices de vibración únicos y la afinidad entre los cristales y el reikista debe estar presente en esta selección. Sigan su intuición a la hora de elegir cada cristal. Como cristal maestro se puede elegir el cristal que mejor vibración les haya dado de los siete. Incluso pueden elegir un cristal algo más grande para este fin.

El cristal central es generalmente de mayor volumen que los demás. Aunque no tenga forma de pirámide, debe ser un cristal que les atraiga, que sientan o intuyan su capacidad de irradiar.

Es importante que se elijan sólo cristales de cuarzo cristal, teniendo especial cuidado de no confundirlo con cuarzo ahumado. Se ha reportado que el cuarzo ahumado, si bien puede canalizar ciertas frecuencias altas, también es propenso a canalizar vibraciones de baja frecuencia que pueden disminuir el poder del mandala.

Una vez escogidos los cristales se procede a limpiarlos con el sistema de su elección. A continuación, se recomienda uno de tantos sistemas que existen para limpiarlos:

1. Colocar los cristales en un recipiente que posea agua con sal marina. Hacer esto con la intención de que los cristales sean acondicionados para recibir la más pura vibración de amor.

2. Exponer el recipiente durante 24 horas a la luz del Sol y a la energía de la Luna. Si es Luna llena mucho mejor.

3. Extraer los cristales, lavarlos en agua corriente y secarlos con un paño de algodón preferentemente.

Programación del Mandala

Luego de escoger y limpiar los cristales se procede a colocar los cristales sobre el mandala en la posición indicada en las figuras. A continuación, se realiza el proceso de programación que consiste en:

-   Activar los cristales uno por uno, tomándolo entre tus manos, colocándole los símbolos y aplicándole Reiki por tres minutos. Luego de esto se coloca nuevamente en su posición en el Antahkarana. El cristal maestro es el último que se activa.

- Se toma el cristal maestro en la mano dominante y partiendo del cristal del centro, se realiza un trazo hacia un cristal de la periferia, de ahí hasta el siguiente en sentido horario y de ahí hacia el cristal del centro nuevamente como si se estuviera picando una torta.

- A medida que se hacen estos trazos, se visualiza la luz fluyendo a través del cristal maestro, conectando todos los cristales y haciéndoles irradiar luz. Se puede repetir una invocación para atraer la energía del amor, la luz y la sabiduría divinas hacia todo proceso que vaya a apoyar con el mandala.

- Esta programación o activación tiene una duración de 72 horas, luego de las cuáles el mandala debe ser activado nuevamente.

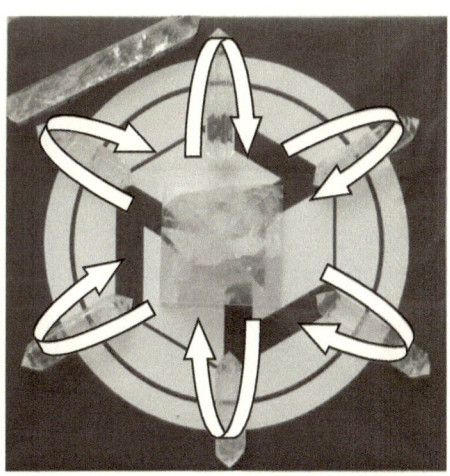

Usos del Mandala de Cristales

La energía que se maneja en el mandala es muy poderosa y no hay límite para la cantidad de peticiones que pueden ser atendidas a la vez. Se puede enviar Reiki a un número grande de personas simultáneamente y de manera permanente. Por eso se dice que en algunos casos el efecto del mandala es superior incluso al de Reiki en presencia.

Tampoco hay límites en el tipo de peticiones que se pueden colocar. El límite es la imaginación y creatividad del reikista.

Se debe aclarar que la energía Reiki interviene en los procesos facilitando su solución más apropiada. En ningún caso se debe tomar el Reiki como un facilitador de los caprichos personales.

Para explicar mejor esto, pongamos el caso de una persona que está agonizando a causa de una enfermedad grave. Elegimos ponerla en el mandala con la intención de ayudarla en su proceso. Podemos tomar esta acción con la expectativa de que la persona sane. Sin embargo, hay otro escenario probable y es que la persona fallezca, abandonando así todo sufrimiento. Ambos escenarios son posibles y no estamos en condiciones de decidir estos asuntos por la persona, ni cambiar sus elecciones de vida.

Al poner a la persona en el mandala de cristales sólo vamos a derramar energía de amor y de gracia sobre la situación, de modo que tenga lugar el resultado más apropiado de acuerdo a su contrato de vida, a sus elecciones y en armonía con el Universo y con todas las partes involucradas. Si la persona fallece ¿quiere esto decir que Reiki no funcionó? De ninguna manera. Es evidente que el resultado que ocurra es el más apropiado, bien sea la sanación o el deceso. Reiki sirve en cualquier caso para facilitar el proceso en curso.

MEDITACIONES

Se utiliza la palabra meditación comúnmente para referirse a la función de pensar activamente y de manera concentrada en algo o alguien. Una palabra más adecuada para este tipo de actividad podría ser reflexionar o simplemente pensar.

Otra manera de enfocar el término meditación, muy común en los grupos esotéricos y de la Nueva Era, es emplearlo como sustituto del término visualización. La visualización es un ejercicio en el que se realiza una representación mental de un objeto, lugar, situación, persona, etc. Estas visualizaciones suelen hacerse en forma guiada por un facilitador o por una grabación, donde se narra un guion en voz alta para conducir al grupo o al individuo hacia una experiencia determinada.

Meditar no es reflexionar ni visualizar. El sentido de la meditación es alcanzar un estado de no-mente, algo que resulta bastante opuesto a la reflexión y la visualización. Es un estado donde todo pensamiento desaparece. Un estado que sólo puede lograrse en profunda relajación. Por tanto, meditar es lo contrario de pensar o reflexionar y también se separa de la visualización.

No obstante, en muchos casos, dada la dificultad que tiene el hombre de hoy para lograr el estado de meditación, se utiliza la visualización como un recurso o un puente hacia la meditación. Con una visualización apropiada se puede llegar a un estado relajado de la mente que, eventualmente, lleve a la persona al estado meditativo de no-mente.

La visualización puede actuar como puente para la meditación, cuando logras desentenderte de ella. Sólo la empleas como un recurso, como una excusa para aquietar tu mente, un poco antes de emprender el viaje hacia ti mismo.

De hecho, la meditación en sí misma es sólo otra excusa, otra herramienta. Es un camino para alcanzar la consciencia de nuestro ser interno, es un modo de despertar nuestra atención y nuestra conciencia. Una vez que eres consciente no necesitas la meditación. Si estás atento, si estás centrado, afianzado en ti mismo; si la vida es básicamente hermosa sin importar lo que esté ocurriendo, si te sientes feliz contigo mismo, entonces no necesitas la meditación. Entonces te has curado.

En las siguientes secciones se va a utilizar la palabra meditación para mantener vivo el verdadero objetivo detrás de la visualización.

Meditación Anapana

Este es un método muy antiguo, muy simple y muy efectivo para acercarnos al estado meditativo.

I.   Se comienza tomando una posición cómoda, puedes realizarla acostado, sentado o parado.

Con tal que te sientas cómodo, lo que elijas está bien.

II. Seguidamente se practica un ciclo mínimo de cinco respiraciones profundas en cuatro fases para aumentar nuestra capacidad de recibir el qi del aire.

III. Durante estas respiraciones se debe observar el aire como entra y sale por tu nariz. Cuando entra, siente su roce en tus fosas nasales, cuando sale, siente su roce en tus fosas nasales. Siente su temperatura, su textura, su velocidad, su intensidad.

IV. Luego deja que la respiración vaya fluyendo normalmente y continúa observando sólo el aire que entra y sale por tus fosas nasales. No hagas nada, sólo observa y deja que el observador, la presencia, aparezca en ti.

V. Si aparecen pensamientos está bien, sólo no les des importancia. No les pongas tu atención. Toda tu atención está centrada en el aire que entra y sale por tu nariz.

Meditación con Antahkarana

A continuación, se describe la meditación clásica con Antahkarana y símbolos de Reiki que realizan los lamas tibetanos:

La práctica de meditación tibetana que utiliza el Antahkarana tiene lugar en una habitación alumbrada con velas. En el medio de la habitación hay una gran vasija de barro en forma de óvalo que simboliza el huevo cósmico del universo. La vasija contiene varias pulgadas de agua y en el medio hay un taburete. En el asiento del taburete, embutido en plata, está el símbolo de Antahkarana. Una pared está cubierta con cobre, pulido como un espejo. En la pared opuesta cuelgan tapices con los símbolos del Reiki.

Un Lama Tibetano meditador se sienta en el taburete y mira fijamente a la imagen de los símbolos de Reiki reflejados en el espejo de cobre. Esta meditación creará una precisión en la mente del meditador, uniendo la conciencia con las energías trascendentales de los símbolos de Reiki, mientras el símbolo Antahkarana en el taburete enfocará las energías generadas y causará que estas fluyan uniformemente a través de todos los chakras y se conecten con la tierra.

En nuestro caso, puede ser un poco difícil recrear un escenario como este, sin embargo, se puede tomar ideas de esta meditación clásica y hacer nuestras propias versiones. Algunos ejemplos:

• Colocar los pies sobre el mandala Antahkarana y centrar nuestra mirada en el símbolo del DKM masculino, mientras dejamos ir todo pensamiento.

• Colocar los pies sobre el mandala Antahkarana y fijar nuestra mirada en el centro de otro mandala Antakarana, mientras dejamos ir todo pensamiento. En este caso podremos sentirnos atraídos hacia el centro del hexaedro, que irá aumentando de tamaño y podrá comenzar a girar.

• Realizar la meditación Anapana con los pies sobre el mandala Antahkarana.

Lo más importante es que todo lo que se haga como accesorio a la meditación, sirva como un recurso que te facilite llegar a ese estado de paz interior, a esa sensación de unidad que sana y libera completamente.

CIRUGÍA ENERGÉTICA

La cirugía energética es un procedimiento que puede ser realizado para uno mismo o para otra persona. Lo más común es que el reikista lo realice a otras personas y busque un terapeuta Reiki para que le haga la cirugía, si llegara a necesitarla.

Las bases gnoseológicas de este procedimiento radican en la idea de que todas las enfermedades que se manifiestan en el cuerpo físico, tiene su origen en cuerpos más sutiles, como los cuerpos etérico, emocional y mental. Esencialmente una enfermedad es un desequilibrio o bloqueo energético en uno de los cuerpos sutiles que se precipita hacia el cuerpo físico.

Muchas de las acciones y pensamientos de baja vibración con que resonamos a diario, van engendrando patrones energéticos amorfos incompatibles con el diseño humano, que invaden y bloquean los chakras y los cuerpos áuricos. Si estos patrones no se liberan apropiadamente, si no se dejan fluir, terminan expresándose, por resonancia, a nivel del cuerpo físico.

La técnica de la cirugía energética es muy antigua y se ha practicado en diferentes culturas a lo largo de los siglos. Su llegada al Reiki Tibetano se debe a un maestro de Reiki, William Lee Rand, quien la desarrolló inspirado en la antigua ciencia Huna de los Kahuna de Hawai.

Se apoya en el uso del símbolo de Maestría Usui Dai Ko Myo que, como ya se estudió, significa "Gran Ser del Universo brilla sobre mi". Puede significar también "Gran Luz Brillante", que es una expresión zen para nuestra propia y verdadera naturaleza de Buddha. Usado al más alto nivel de sanación, expone el pensamiento de que nuestros cuerpos sutiles son una plantilla para nuestro cuerpo físico. De esta manera, cuando estamos enfermos, la enfermedad se forma originalmente en nuestros cuerpos sutiles. Dai Ko Myo limpia y sana estos cuerpos.

La energía que maneja un practicante de Nivel III de Reiki con el uso de este símbolo, permite que realice curas a nivel energético que puedan parecer asombrosas a los ojos de los desconocedores.

El procedimiento para realizar la cirugía energética se ilustra a continuación:

Procedimiento para la Cirugía Energética

En primer lugar, se deben tener condiciones ambientales similares a las que se emplean para una sesión de Reiki. Además, se debe tener una vela cercana a la camilla, para enviar hacia ella todo lo que se extraiga de la operación con la intención de que sea trasmutado.

Se colocan los mandalas Antahkarana masculino, femenino y cruz debajo de la camilla. El mandala múltiple o mosaico se coloca aparte, en una mesa, antes de iniciar la cirugía y se voltea una vez que se alisa el aura del paciente. Se recomienda colocar el Antahkarana masculino directamente debajo de la zona donde se va a intervenir.

Los pasos a seguir durante una cirugía de Reiki se relacionan a continuación:

I. Realizar Ken Yo Ku.

II. Ponerse en las manos los símbolos DKM masculino, CKR

III. Aplicar sobre el propio cuerpo el símbolo CKR desde el chakra 7 hasta el chakra raíz, como si se lo estuviera aplicando otra persona. Aplicar también el CKR en cada chakra desde el 1 hasta el 7.

IV. Limpiar el lugar haciendo el símbolo de CKR a las cuatro paredes, el piso y el techo.

V. Poner al paciente en centrado de corazón y alisar su aura.

VI. Poner manos del paciente a los lados y aplicarle el símbolo DKM masculino sobre el chakra corona; sobre su parte frontal, desde el chakra 6 hasta el chakra raíz y en la planta de sus pies.

VII. Pedir al paciente que exponga el motivo que lo hizo venir por ayuda.

VIII. Pedir al paciente que ubique la localización física de su padecimiento o problema. Puede decirnos dónde le duele o algún síntoma que nos oriente.

IX. Pedir al paciente que se concentre en la zona afectada, visualice su problema y nos diga la forma que tiene. Luego se le pide que nos dé toda la información descriptiva que pueda tener acerca de peso, volumen, color, consistencia, olor, sabor, etc. No hace falta ser exhaustivo, sólo se busca integrar al paciente al proceso mientras delinea mentalmente su malestar.

X. Indicar al paciente que se va a extraer toda la baja vibración y la negatividad de su malestar. Que esa energía discordante será enviada al Universo para que sea trasmutada. Le pedimos que se concentre en la parte afectada de su cuerpo y visualice la salida de su malestar, tal como él lo describió. Es importante que mantenga esa imagen en su mente durante la cirugía.

XI. Contraer Hui Yin y cerrar la órbita microcósmica (Ver Nivel I).

XII. Con las manos frente al rostro, alargar el ectoplasma de los dedos entre 15 y 30 centímetros. Esto se hace agarrando los dedos uno por uno y estirándolos imaginariamente mientras se expira por la boca emitiendo un sonido audible. Estos serán los bisturís energéticos que se usarán en la cirugía. Trata de sentirlos.

XIII. Poner las manos ante sí y dibujar todos los símbolos sobre los bisturís con la nariz o mentalmente.

XIV. Se procede a descubrir la zona del cuerpo a operar y se trazan los símbolos CKR, SHK y

DKM masculino sobre el área donde se hará la incisión.

XV. Se realiza la incisión sobre la piel, se abre y se procede a limpiar, escarbar y sacar con una mano, poniendo en la otra mano lo que se saca y soplándolo hacia la vela con un sonido audible.

XVI. Si se trata de órganos bien definidos y manejables, se sacan imaginariamente y se les hace una limpieza individual, colocándolos nuevamente en su lugar.

XVII. Se revisa la temperatura del área colocando la palma de la mano a unos 5 centímetros. Si se percibe mucho calor o mucho frío en el área se debe continuar con los pasos XV y XVI hasta que la temperatura se regularice. También se puede revisar el estado de la operación con el péndulo.

XVIII. Recoger los bisturís dedo por dedo.

XIX. Dibujar DKM masculino, SHK y CKR en la zona operada.

XX. Cerrar la herida imitando el acto médico quirúrgico y alisar la herida con la mano sin tocar la piel.

XXI. Dibujar nuevamente DKM masculino, SHK y CKR en la zona operada.

XXII. Sellar chakras, dando un golpe en el aire con la palma de la mano sobre cada uno.

XXIII. Repetir el paso VI.

XXIV. Alisar el aura nuevamente.

XXV. Liberar Hui Yin y abrir la órbita microcósmica (Ver Nivel I).

XXVI. Separarse del paciente.

XXVII. Realizar el Ken Yo Ku, esta vez dando gracias por el proceso a los maestros y seres de luz que le asistieron.

Los pasos XV y XVI requieren de la concentración completa del reikista, pues debe visualizar o imaginar con la mayor claridad posible lo que está haciendo.

Luego de este proceso el practicante debe limpiarse las manos, bien sea lavándoselas, sacudiéndolas fuertemente o pasándolas por el calor del fuego, al igual que se hace en las sesiones de Reiki.

Se debe dejar al paciente unos minutos en la camilla recuperándose de la intervención. Además, se le recomienda no bañarse en las próximas 12 horas. Asimismo, se le notifica que puede experimentar una crisis de sanación como sentir malestar en la zona operada, tener diarreas, mareos o malestar general. En realidad, todos estos síntomas son indicativos favorables de la reacción del cuerpo a la intervención.

Al terminar la cirugía, se realiza una sesión completa de Reiki y se le sugiere al paciente realizar de cuatro a seis sesiones adicionales, preferentemente en días consecutivos, para un mejor resultado de la operación.

Es recomendable que en casos con padecimientos crónicos se apliquen 21 días de Reiki seguidos luego de la operación, pudiéndose combinar algunas sesiones en presencia con otras a distancia.

Las intervenciones pueden repetirse dependiendo del resultado obtenido.

REPOLARIZACIÓN

Las heridas y los meridianos

Uno de los métodos curativos más empleados por la medicina moderna es la intervención quirúrgica. Sin embargo, es importante señalar que la cirugía se estudia en medicina como un traumatismo, dada su naturaleza invasiva y los desequilibrios que, inevitablemente, se producen en el acto quirúrgico. El estudiar las posibles alteraciones que esta técnica puede acarrear a la salud y el equilibrio del cuerpo humano, permite que sea utilizada como un método curativo con un nivel de traumatismo controlado.

Algunas alteraciones del cuerpo físico producidas por la cirugía y por otros tipos de heridas traumáticas son: pérdida de masa celular corporal, edemas, desequilibrio ácido-base, afectación del gasto cardíaco, riesgo de infección, afectación de la función renal, entre otras. La mayoría de estas posibles afecciones son controladas y monitoreadas durante la cirugía y en el postoperatorio inmediato, evolucionando muy bien en la mayoría de los casos sin complicaciones adicionales.

Del mismo modo que la cirugía crea desequilibrios en el cuerpo físico, también crea desequilibrios en los cuerpos sutiles. Esto se evidencia especialmente en el cuerpo etérico donde se producen alteraciones medibles en los circuitos de energía conocidos como meridianos.

Al evaluar con un Dermatrón los resonadores energéticos situados a ambos lados de una cicatriz, sea esta quirúrgica o no, se pueden registrar valores alterados en los meridianos de acupuntura que cruzan por dicha cicatriz. De prolongarse en el tiempo esta disfunción energética, terminará interfiriendo el flujo de energía local y/o distal en las zonas y tejidos abastecidos por los meridianos afectados.

La solución

Una manera de evitar que este desequilibrio energético se perpetúe en el tiempo es efectuar un procedimiento conocido como repolarización de la herida. Existen varios métodos ideados por las medicinas alternativas para lograr la repolarización y restablecer el flujo normal en los meridianos, entre los que se pueden citar:

Repolarización Neural

Repolarización Eléctrica

Repolarización por Gemas

Además de estos métodos, en este manual se incluye un método de repolarización utilizando la energía Reiki y los cristales.

Método de Repolarización Reiki

El método consta de cuatro sesiones de Reiki que pueden ejecutarse con una periodicidad no mayor de una semana y no menor a un día entre sesiones. Es recomendable que este procedimiento se realice a partir de tres meses después de la cirugía. Los pasos a seguir son los siguientes:

I.   Colocar varios cristales a lo largo de la herida con una separación aproximada de 1 centímetro o más, dependiendo del tamaño de cada cristal. Los cristales deben ser de turmalina negra. En su defecto se empleará cuarzo cristal.

II.   Seguidamente se realizan todos los pasos para iniciar una sesión de Reiki.

III. Justo antes de iniciar con las posiciones se coloca el símbolo DKM masculino sobre la cicatriz.

IV.   Se aplican una o más posiciones sobre la cicatriz, dependiendo del tamaño de la misma, durante 6 minutos cada una. No es necesario tocar al paciente. Con las manos a dos o tres centímetros de la piel se estará trabajando en el cuerpo etérico a la vez que se irradian los cristales para que amplifiquen la energía Reiki.

V.   Aplicar el DKM masculino sobre la cicatriz nuevamente.

VI.   Cerrar la sesión como se hace con toda sesión de Reiki convencional.

VII. El paciente quedará seis minutos más con los cristales sobre la cicatriz a partir de que se retiraron las manos.

VIII. Retirar los cristales.

Nótese que no se realizan las posiciones convencionales de Reiki. Sólo se trata la cicatriz, si bien todo el proceso de inicio y cierre de la sesión se respeta íntegramente.

REGRESO AL HOGAR

En el momento de desencarnar, Reiki nos ofrece la posibilidad de ayudar al que se va, para que su tránsito sea más armonioso. Este es una actividad realizada comúnmente por un trabajador de los sueños. Los trabajadores de los sueños acompañan a las personas en su partida, ayudándolos a preparar el camino antes de que dejen el plano físico y también están con ellos durante y después de la muerte física.

Moribundos

La persona que está cercana a la muerte, puede recibir grandes beneficios del Reiki. En el nivel físico puede ayudarle a aliviar o a soportar el dolor y las privaciones a que puede estar sometida.

En el plano emocional y mental Reiki puede resultar de gran valor. En muchos casos la muerte asusta, como todo lo desconocido. La paz y el contacto extrafísico y trascendental que se percibe durante una sesión de Reiki, puede ser de gran utilidad para ayudar a calmar los miedos y la ansiedad. También puede facilitar conexiones internas y/o espirituales que faciliten la aceptación del proceso de transición.

En estos casos se recomienda aplicar sesiones de Reiki en presencia y/o a distancia diariamente, tomando en cuenta las siguientes recomendaciones específicas:

- Utilizar los mandalas Antahkarana femenino, masculino y cruz.
- Poner al paciente todos los símbolos: CKR, SHK, HSZSN y DKM masculino antes de poner las manos y después de sellar los chakras.
- Hacer una posición extra en el chakra corona. En este caso se aplica aparte el DKM masculino en este chakra y se visualiza cómo penetra acompañado por una luz violeta intensa. Se puede sustituir una de las posiciones de la cabeza por esta.
- Durante la sesión, visualizar a la persona envuelta de luz y caminando resuelta y contenta hacia la luz. Combinar los tonos dorado, plateado y violeta durante esta visualización.

Después de la Muerte

Este es un momento de especial importancia para el alma humana. Dependiendo de las experiencias de vida, creencias, miedos, características del deceso y muchas otras condiciones, las almas que desencarnan pueden encontrar dificultades para seguir su camino de regreso al Hogar.

Es muy apropiado que en momentos cercanos posteriores al fallecimiento se realice una sesión especial de Reiki para apoyar el viaje del alma hacia la luz. Este es un hermoso trabajo que fue hecho en otras edades con mucha entrega, mucho amor, mucha alegría y mucha celebración, por los trabajadores de los sueños.

Esta sesión tiene las características del Reiki a distancia corto en cuanto a su ritual (ver Nivel II). Sin embargo, la diferencia radica en la intensa visualización y bendiciones que se envían al alma desencarnada, el honor que se le dispensa y el apoyo que se le da durante su regreso.

Para esta sesión especial de Reiki a distancia se sugieren las siguientes ideas:

- Utilizar el DKM masculino.

- Trabajar con el alma de la persona con las manos sobre el Antahkarana masculino.

- Durante el envío de Reiki, visualizar el alma de la persona recorriendo un hermoso camino iluminado, bellamente decorado, imagínalo como te gustaría que fuese para ti o como sabes que le gustaría a la persona.

- Acompaña a la persona por ese camino. Dale ánimos, bromea con ella, dale confianza. Háblale de su impecabilidad y de su magnificencia.

- Indícale que al otro extremo del camino hay ángeles esperándole, que no tema a la luz.

- En un momento dado vas a tener que dejarle ir y observarás como esta alma avanza confiada hacia la luz, al encuentro con su familia angélica.

En días sucesivos se puede repetir este tipo de sesiones especiales si así lo dicta la intuición del reikista. También se pueden hacer varias sesiones de Reiki a distancia en celebración de dicha alma, con un mensaje claro en mente: **No temas a la Luz**.

MÁS ALLÁ DE REIKI

A partir de mi relación con Reiki y luego de las épocas iniciales de reajustes a todo nivel; se abrió un universo totalmente nuevo para mí. En esencia he sentido una brisa fresca, como un colirio, que ha aclarado mi mirada, mi visión de las cosas.

Como resultado de esta renovada claridad de percepción, han surgido, o pudiera decir que he intuido, diferentes conceptos y sistemas para el manejo de la energía, destinados a ser divulgados y practicados por los que así lo deseen.

Algunos de estos sistemas a los que he podido dar forma se citan a continuación, en primer lugar, como una manera de hacer patente parte de lo que puede lograrse con Reiki en el desarrollo de la intuición; en segundo lugar, para introducir al lector en estos métodos que serán el objeto de futuros desarrollos.

GeoReiki

GeoReiki es un sistema de sanación que trabaja desde la no polaridad. Su objetivo es restaurar el equilibrio en nuestros cuerpos, sin necesidad de actuar a favor o en contra de alguno de los polos.

Es común encontrar terapias, que tienen como línea de tratamiento debilitar algún patrón energético identificado como indeseable o potenciar algún tipo de energía que se ha debilitado. Estos dos modos de acción encajan perfectamente con la medicina convencional, así como con las terapias alternativas.

Cuando se prescriben antibióticos, antialérgicos, cirugía o radiación, en la alopatía; cuando se habla de tonificar el riñón o sedar el hígado, en la acupuntura; cuando se recomienda una infusión de cayena para contrarrestar el insomnio; en todos esos casos, estamos aplicando una acción en una sola dirección, basado en nuestro juicio acerca de lo que necesita ser potenciado o suprimido.

Los sistemas que así funcionan, son altamente elaborados y requieren de mucha información y conocimientos para tomar decisiones responsables, pues para cada acción siempre hay una reacción. Aun así, no se garantiza el resultado 100%, porque las variables involucradas son infinitas y no se pueden tomar en cuenta, todas a la vez.

GeoReiki es un sistema de armonización que combina la arcilla con la canalización Reiki, para potenciar el efecto de equilibrio y facilitar la sanación. Uno de las principales bondades de este sistema es que tanto la arcilla como Reiki son energías inteligentes y no polarizadas. Esto permite que se puedan utilizar indistintamente para sedar o para tonificar, para calmar o para estimular.

En ningún caso el practicante toma decisiones para escoger el sentido de la polaridad en que se debe trabajar.

El entrenamiento incluye la enseñanza de técnicas sencillas y efectivas de exploración que facilitan la aplicación de esta terapia.

Tattva Healing – Magia de las Formas

Tattva Healing es un sistema de sanación que invita a armonizar nuestros cuerpos de acuerdo con los estados superiores del Ser.

Esto se logra conectando desde el físico y el etérico, con patrones sensoriales como forma, sonido y color. Estos patrones funcionan como armónicos de los niveles superiores del Ser, propiciando la resonancia y la armonización necesarias a través de todos los cuerpos y chakras.

Tattva Healing integra la imposición de manos, los mudras y mantras, las formas sagradas, las cámaras de sanación y los éteres vitales, entre otros recursos, para ajustar el equilibrio energético y potenciar la conexión con los planos superiores de nuestro ser. Tattva Healing puede impactar notablemente el aumento de los niveles de consciencia.

Maestría de Vida

Te enseñaron matemáticas, castellano, química y mucho más, pero nadie te enseñó de qué se trata todo este fenómeno llamado vida. Ahora es un buen momento para tomar algunas notas de esa asignatura pendiente.

El enfoque central de este entrenamiento, es estimular un cambio de percepción que conlleve a un cambio del nivel de consciencia. Se dan claves y herramientas que podrás utilizar para apoyar eficazmente tu proceso de evolución personal. Reiki es una herramienta de inestimable valor en este caso, pues resulta un fiel compañero a la hora de reprogramar nuestra mente y nuestro cuerpo con los nuevos patrones que deseamos incorporar.

Se propone un cambio radical de paradigmas acerca de la realidad, en el que la dualidad comienza a ceder paso a la trialidad, como visión central de todos los procesos y fenómenos del universo.

ANEXOS

ESTRUCTURA ENERGÉTICA HUMANA

El cuerpo humano es una entidad energética compleja, cuya manifestación más evidente, a los sentidos, es el cuerpo físico. Pero hay una afirmación que dice "las cosas casi nunca son lo que parecen" y este refrán es muy cierto en el caso del Hombre.

Tomemos el caso de un televisor. Es un aparato con una cierta estructura física que funciona sólo si se le suministra energía. Al dejar de suministrársele energía el televisor deja de funcionar. De modo similar, el cuerpo físico del Hombre requiere energía para poder funcionar adecuadamente. Al dejar de fluir la energía en nuestro cuerpo, sencillamente se produce la muerte y el cuerpo físico se transforma en un cadáver.

A diferencia del televisor, el cuerpo humano está compuesto de materia orgánica, lo que lo hace altamente atractivo a millones de organismos vivos. Al no existir la barrera energética de alta vibración que protege el cuerpo físico, estos millones de seres se apoderan del alimento que un cuerpo inerte les proporciona.

¿Dónde estaban todos esos millones de microorganismos capaces de descomponer un cuerpo en pocos meses? En el entorno, buscando un hábitat adecuado para alimentarse y proliferar. El cuerpo humano vivo, no es apto para ellos debido a su alta frecuencia energética. En cambio, un cadáver es un Paraíso para estos seres.

El cuerpo humano es un sistema de estructuras energéticas que se entrelazan para formar una unidad cohesionada. De estas estructuras se tiene conocimiento hace milenios y se han estudiado tanto en Oriente como en Occidente. Resumiendo, se puede decir que este sistema energético está formado por tres componentes fundamentales:

- Los chakras o centros energéticos. Son torbellinos giratorios de energía, dispuestos en diferentes puntos de la anatomía humana.

- Los cuerpos sutiles (aura). Son cuerpos energéticos que acompañan al cuerpo físico, lo contienen, lo envuelven y lo interpenetran. Estos cuerpos, en conjunto, se conocen con el nombre de aura. Su existencia ha sido comprobada experimentalmente con videntes y con equipos especiales como la cámara Kirlian o el GDV.

- Los nadis o canales energéticos. Constituyen una red de "arterias y capilares" intangibles. Su función consiste en conducir la energía vital a través del sistema energético no material. Un subconjunto muy conocido de este sistema de canales, que opera a nivel etérico, son los meridianos de acupuntura.

Los tres elementos anteriores están perfectamente interconectados. Los chakras conectan los nadis recibiendo y enviando energía a través de ellos. Las redes de nadis penetran los cuerpos sutiles, mientras que los chakras se expresan en cada uno de los cuerpos, sirviéndole de elemento conector y coordinador.

Chakras

Los chakras se ubican donde se cruzan las líneas de energía de los nadis. Existen diferentes tipos de chakras y su importancia varía dependiendo de la cantidad de cruces de líneas de energía (Ver Tabla de Clasificación de Chakras en la siguiente página).

Los chakras reciben y almacenan energía primaria y a través del vórtice la distribuyen a los nadis y meridianos, de ahí al sistema nervioso y al sistema endocrino, luego a la sangre, a las células y a todos los átomos del cuerpo.

Cada chakra tiene cuatro funciones principales:

- dinamizar las capas áuricas
- alimentar la función psicológica
- alimentar la función fisiológica
- transmitir la energía entre las capas áuricas

Clasificación de Chakras

Grupo de Chakras	Descripción
Chakra de supraconsciencia	Aparece más arriba del chakra coronario. En este chakra se cruzan 49 veces las líneas de energía.
7 Chakras Mayores	Se ubican a lo largo de la columna vertebral. Aparecen donde se cruzan 28 veces las líneas de energía.
3 Chakras de Vitalidad Físico-Psíquica	Estos chakras son el esplénico, situado a la altura del bazo, otro situado a la altura del estómago y un tercero a la altura de la 7ma cervical. Aparecen donde se cruzan 21 veces las líneas de energía.
18 Chakras Menores	Se trata de chakras ubicados en las siguientes zonas del cuerpo: Ojos (2); Orejas (2); Esternón; Pectorales (2); Diafragma; Páncreas; Hígado; Ingle (2); Manos (2); Rodillas (2); Pies (2). Aparecen donde se cruzan 14 veces las líneas de energía.
60 Chakras de Equilibrio Físico	Son bilaterales, por lo que en realidad son 120. Aquí las líneas de energía se cruzan 7 veces. Estos puntos corresponden a los puntos Su Antiguos de la Medicina Tradicional China.

Cordones

Los cordones pueden definirse como líneas o hilos de energía que unen los chakras de dos individuos. Esta conexión generalmente representa un llamado de atención o un pedido de ayuda de una de las personas a la otra. Se trata de un intercambio no equilibrado de energía, donde una persona se nutre, se alimenta o se apoya en otra. Esto puede traer daños severos a ambas partes, pues inhibe el desarrollo de los chakras en el receptor y drena la energía vital en el dador.

Los cordones tienen un significado específico para cada chakra. Dicho significado ayuda a describir la naturaleza de las relaciones que establecemos con otros. Igualmente, al identificar las relaciones que tenemos con otros, podemos conocer qué tipo de cordones estamos estableciendo con ellos y cuáles chakras podemos tener afectados.

La conexión con el exterior utilizando chakras, debería ser a través del chakra de corazón exclusivamente. Esto limita la posibilidad de que se generen dependencias o cualquier otro tipo de situaciones desequilibrantes. La comunicación a través del chakra del corazón expresa el amor incondicional que sentimos hacia toda la creación y es la conexión más equilibrada que podemos tener con otros y con nuestro entorno.

Seguidamente se hará una breve explicación de las características de los chakras mayores.

Chakras Mayores

Los chakras mayores son los más conocidos y estudiados pues son los más importantes para el equilibrio energético humano. En esta sección se hará referencia exclusivamente a estos chakras mayores.

Los vórtices de los chakras mayores conectan con el nadi central conocido como Sushuma, que está situado verticalmente entre los chakras básico y corona. Cada chakra es en realidad un grupo de chakras concéntricos, que se expresan en cada uno de los cuerpos áuricos. Así cuando hablamos de un chakra, en realidad estamos hablando de siete chakras concéntricos, uno para cada cuerpo.

Fisiológicamente, cada chakra tiene relación con una glándula endocrina. En el plano psicológico, se observa que el desarrollo de un chakra está relacionado con diferentes emociones. Anatómicamente se observan relaciones entre los órganos y partes del cuerpo y los chakras. A la vez, cada chakra se relaciona con un grupo de patologías, que pueden tratarse equilibrando el chakra.

Chakra Uno: Básico

Localización: En el ápice del sacro, entre el ano y los órganos sexuales.

Nombre Sánscrito: MULADHARA

Glándula: Suprarrenal

Sentimiento: Ira

Color: Rojo

Nota Musical: DO

Sonido: LAM

Cordones: Quiero que me ayudes a sobrevivir. Expresa una relación de dependencia en lo más básico, la alimentación, las necesidades básicas de cobijo y protección.

Vinculado con la existencia terrena, con la supervivencia. Tiene que ver con la energía física y deseos de vivir. Por tanto este chakra tiene que ver con la capacidad para conseguir alimentos, recursos económicos, empleo, los deseos, la independencia de otros, etc.

Chakra Dos: Umbilical

Localización: Región del sacro, debajo del ombligo.
Nombre Sánscrito: SVADHISHTHANA
Glándula: Gónadas
Sentimiento: Lujuria
Color: Naranja
Nota Musical: RE
Sonido: VAM
Cordones: Estoy interesado sexualmente en ti. Dame tu apoyo emocional, presta atención a mis emociones.

Vinculado a la reproducción, la propagación de la especie y el placer sexual. Es útil en el tratamiento de las enfermedades del Sistema Reproductivo. También se relaciona con otras características como la curiosidad, la búsqueda creativa del placer material, el gusto por el arte, la belleza, las emociones y las relaciones con los demás.

Chakra Tres: Plexo Solar

Localización: Debajo de nivel inferior de los omóplatos. En la zona del diafragma, encima del estómago (en la boca del estómago).
Nombre Sánscrito: MANIPURA
Glándula: Páncreas
Sentimiento: Soberbia
Color: Amarillo
Nota Musical: MI

Sonido: RAM

Cordones: Quiero algo de tu energía, no me basta la mía. Prefiero operar con tu energía que ser responsable de la mía propia. Quiero controlarte.

Representa la personalidad, el Ego, la voluntad de saber y aprender. Tiene que ver con comunicar y con el deseo de vivir. Es el punto de conexión con otras personas y también es de gran importancia en la auto aceptación.

Chakra Cuatro: Cardíaco

Localización: Entre los omóplatos. En la zona del corazón.
Nombre Sánscrito: ANAHATA
Glándula: Timo
Sentimiento: Egoísmo, Odio
Color: Verde
Nota Musical: FA
Sonido: YAM
Cordones: Te amo, me gustas.

Amor incondicional, capacidad de amar libremente y sin condiciones.

Chakra Cinco: Garganta

Localización: Parte de atrás del cuello, en la nuca, llegando hacia arriba hasta la médula oblongata. En el medio de la garganta en la zona de la manzana de Adán.
Nombre Sánscrito: VISHUDDHA
Glándula: Tiroides y Paratiroides
Sentimiento: Apego
Color: Azul claro

Nota Musical: SOL

Sonido: HAM

Cordones: Quiero comunicarme contigo. Quiero hablar contigo.

Se relaciona con la comunicación, la creatividad, el sonido, la capacidad de recibir y asimilar, el paladar, la audición y el olfato.

Chakra Seis: Entrecejo

Localización: En la cavidad formada por la silla turca del hueso esfenoides. En el entrecejo, justo encima de los ojos y en la línea media de la frente.

Nombre Sánscrito: AJNA

Glándula: Pituitaria

Sentimiento: Envidia

Color: Azul índigo

Nota Musical: LA

Sonido: OM

Cordones: Tienes a alguien en tu cabeza, pensando intensamente en ti o preguntándose qué estarás pensando tú, o qué piensas de él o ella.

Se relaciona con la intuición, la videncia y la audiencia, en el campo de lo paranormal.

Chakra Siete: Coronario

Localización: En la cima de la cabeza.

Nombre Sánscrito: SAHASRARA

Glándula: Pineal

Sentimiento: Todos los sentimientos

Color: Blanco, Dorado, Violeta

Nota Musical: SI

Sonido: -

Cordones: Quiero controlarte. Quiero que sigas mis enseñanzas.

Es el eslabón entre la mente espiritual y el cerebro físico. Es la conexión con la espiritualidad más elevada del ser humano.

Cuerpos y aura

Se denomina aura al conjunto de cuerpos energéticos que coexisten con el cuerpo físico en el mismo espacio y lo rodean. En general se habla de siete cuerpos energéticos de alta vibración que recubren y cohabitan el cuerpo físico:

- El cuerpo etérico.
- El cuerpo emocional.
- El cuerpo mental.
- El cuerpo astral.
- El cuerpo del patrón etéreo
- El cuerpo celestial
- El cuerpo causal.

Cada uno de estos cuerpos energéticos posee su propia banda de frecuencias. El cuerpo etérico, que es el más cercano al cuerpo físico, vibra con el rango de frecuencia más bajo. Los cuerpos superiores poseen bandas de frecuencias cada vez mayores.

El cuerpo etérico

El cuerpo etérico posee aproximadamente la misma extensión y forma que el cuerpo físico. Por lo que también se le denomina doble etérico. Contiene la energía vital de los órganos, tejidos, glándulas y meridianos de acupuntura. Este cuerpo vitaliza y sustenta al cuerpo físico hasta la muerte. Se forma en cada reencarnación y se disuelve a los tres a cinco días de la muerte física.

Este cuerpo recibe energía a través de los chakras del plexo solar y del bazo. Acumula estas energías y las conduce al cuerpo físico ininterrumpidamente para mantener el equilibrio a nivel celular. La energía acumulada en este cuerpo se irradia hacia fuera a través de los chakras y de los poros, formando un halo protector alrededor del cuerpo físico, que impide a los gérmenes patógenos y a los contaminantes penetrar en el cuerpo físico.

De ahí que se diga que una persona no puede enfermar debido a causas de origen externo. Las razones de una enfermedad radican siempre en ella misma. Los pensamientos, las emociones y una forma de vida que no esté en consonancia con las necesidades naturales del cuerpo (sobreesfuerzo, alimentación insana, abuso de alcohol, nicotina y drogas), pueden debilitar y consumir la energía vital etérica.

Antes de manifestarse en el cuerpo físico, las enfermedades se manifiestan en el cuerpo etérico, pudiendo ser detectadas y tratadas en este plano.

Los cuerpos etérico y físico reaccionan muy bien a los impulsos procedentes del cuerpo mental. A esto se deben los éxitos obtenidos en la salud utilizando técnicas mentales. Con sugestiones adecuadas se puede lograr un impacto importante en la salud.

El etérico también sirve de intermediario entre los cuerpos energéticos superiores y el cuerpo físico. Transmite al cuerpo emocional y al cuerpo mental las informaciones que se recogen a través de los sentidos corporales y simultáneamente transmite energías e informaciones desde los cuerpos superiores al cuerpo físico.

Una de las partes del etérico más interesantes y que más se han estudiado es el sistema de meridianos de la Medicina Tradicional China, uno de los pilares fundamentales en el estudio de la anatomía energética humana.

El cuerpo emocional

El cuerpo emocional, con frecuencia denominado también cuerpo astral, es el portador de nuestros sentimientos, de nuestras emociones y de las cualidades de nuestro carácter. Toda emoción se irradiará a través del cuerpo emocional. Por ejemplo, emociones como la angustia, la furia, la opresión y las preocupaciones generan en el aura figuras nebulosas oscuras. Cuanto más abre una persona su conciencia al amor, la entrega y la alegría, más claros y transparentes son los colores que irradia su aura emocional.

Los sentimientos no liberados del cuerpo emocional tienden a perpetuarse y crecer. De este modo una persona suele repetir, una y otra vez, situaciones que atraen las vibraciones emocionales de los sentimientos no liberados. La frecuencia de la ira en una persona atrae situaciones en las que ve confirmada una y otra vez su ira.

Las estructuras emocionales continúan existiendo a través de las diferentes encarnaciones siempre que no se liberen, puesto que el cuerpo emocional perdura después de la muerte física y se une en la reencarnación con los nuevos cuerpos físico y etérico. Las experiencias no liberadas almacenadas en el cuerpo emocional determinan en parte las circunstancias de la nueva vida.

El cuerpo mental

Los pensamientos e ideas, y los conocimientos racionales e intuitivos, se encuentran en el cuerpo mental. Su vibración es mayor que la del cuerpo etérico y el cuerpo emocional.

Cuanto más vivos son los pensamientos y cuanto más profundos son los conocimientos intelectuales de una persona, tanto más claros e intenso son los colores que irradia su vehículo mental.

En su nivel más bajo de frecuencia, este cuerpo tiene que ver con el pensamiento racional. Estos pensamientos se relacionan mayormente con aspectos del mundo material, el bienestar personal y el abordaje racional de la solución de problemas.

En su nivel más alto de frecuencia, el cuerpo mental es un auténtico integrador que recibe e interpreta las verdades universales y las integra con el entendimiento racional. Esto permite al ser humano ser consciente de la auténtica naturaleza de las cosas.

Los cuerpos superiores

Hasta aquí la descripción de los cuerpos relacionados con el aspecto físico del ser humano. Los cuerpos etérico, emocional y mental son los que se expresan y se manifiestan a nivel físico. El cuerpo astral es el cuerpo enlace entre los aspectos físico y espiritual del Hombre. Los cuerpos superiores, incluyendo el astral, no enferman. Es por eso que en la práctica de la sanación se presta mayor atención al trabajo con los cuerpos inferiores relativos al mundo físico.

PREGUNTAS Y RESPUESTA

En este capítulo se citan algunas de mis respuestas y comentarios relacionados con temas de Reiki. Esta información ha sido tomada del foro Buscadores de la Luz (http://buscadluz.superforos.com), donde los invito a participar para conocer acerca de diferentes disciplinas holísticas y de desarrollo espiritual. Agradezco a los amigos del foro que, con sus valiosas interrogantes, me han hecho indagar más profundamente en varios temas de Reiki y sanación en general.

Las preguntas y respuestas han sido simplificadas y adaptadas para que se ciñan a los tópicos de Reiki que son relevantes a los fines de este libro. Los nombres u otra identificación de las personas han sido suprimidos.

Requisitos para el Reiki

Estoy con la idea de hacer Reiki en mis vacaciones. Ahora la pregunta es: necesito alguna preparación previa, alguna virtud especial que sienta en mí. Estoy muy animada y hasta emocionada con sólo proyectarme y pensar que voy a hacer el curso. Soy vegetariana hace como 9 años ¿eso de algún modo facilita el proceso? Soy una neófita en el asunto, por el momento sólo estoy empezando a leer sobre el tema ¿Qué piensas al respecto?

Bueno, hay una emoción que, cuando está presente, hace los procesos más fluidos, más profundos y más completos. Esa emoción es el entusiasmo. El entusiasmo es una de las mejores maneras de acercarnos a Dios, es decir, a uno mismo.

Reiki es un gran amigo que te acompaña en el proceso de acercarte a ti misma. El entusiasmo que le pongas hace el resto cuando se canaliza y se convierte en intención y responsabilidad.

No requieres preparación especial y si te ayuda tener una alimentación vegetariana, especialmente porque no experimentarás algunos síntomas del proceso de limpieza que suelen verse en otros casos.

Te recomiendo que mantengas tu entusiasmo, pero no te hagas ninguna expectativa. De esa manera puedes estar más receptiva al proceso y recibir realmente lo que la iniciación puede darte.

Algo que también te recomiendo es no leer mucho de Reiki antes de iniciarte. Sé que puedes estar un poco ansiosa y eso te lleva a anticiparte, pero eso podría condicionarte y no permitirte recibir a plenitud el mensaje de tu maestro.

¡Que tengas una feliz iniciación!

¿Crees que sería lo más recomendable hacer los 3 niveles en mes y medio aproximadamente? Pienso que como se trabaja removiendo las energías, tal vez hacerlo todo de golpe pudiera ser contraproducente. ¿Qué opinas?

Te recomiendo esperar entre niveles. Si dispones de mes y medio, yo te propondría hacer los niveles I y II solamente. Con eso puedes hacer maravillas. De hecho, eso es todo lo que se necesita para hacer sesiones regulares de Reiki al estilo tradicional.

El nivel III de Usui TIbetano te introduce en la cirugía energética que es un procedimiento heredado de los indios Kahuna de Hawaii. Para ese tipo de trabajo es mejor haber practicado Reiki por un tiempo prudencial, que en la mayoría de los casos no es inferior a 2 meses.

He visto casos en que han tomado los niveles I y II en días consecutivos y luego no han continuado practicando Reiki porque les ha resultado abrumador. No han tenido tiempo para asimilar e incorporar energéticamente todo el proceso.

También se ha dado el caso de alumnos que se han quejado al iniciar el primer nivel, porque preferían haber hecho el segundo inmediatamente en lugar de esperar los 21 días, etc. No obstante, a la semana de haberse iniciado, reconocen que es mejor de ese modo, pues sienten que hay muchos movimientos de energía que deben ser asimilados antes de proseguir.

De todos modos, pide orientación a los maestros con los que deseas trabajar, junta todo y decide lo que creas apropiado para ti.

Reiki Autodidacta

Tengo una duda fundamental respecto a Reiki. He visto mucha información de Reiki donde aparecen las posiciones, los mandalas y símbolos que se utilizan. Mi pregunta es: Si, en síntesis, lo que el reikista hace es canalizar la energía universal que está en todas partes y es de todos, ¿es necesario aprender Reiki de un maestro o facilitador? Si una persona quiere hacer Reiki por su cuenta, de forma autodidacta. ¿Es eso posible?

Claro que es posible. Todo es posible. El asunto es cuánto tiempo te tomaría y cuántas vueltas darías para llegar a un punto donde realmente canalices energía universal y no hagas empatía energética con el paciente, es decir, que no se reflejen en uno los desequilibrios del otro.

Nuevas generaciones de niños están naciendo, que probablemente no necesiten pasar el proceso de iniciación. Sin embargo, para los que somos de generaciones anteriores, se nos hace muy cuesta arriba recorrer el camino sin ayuda.

En realidad, el camino de las iniciaciones de Reiki es sólo para que el reikista se depure y se sane a sí mismo. Imagina que somos exquisitas flautas de bambú que han sido arrojadas a un lodazal. Antes de que podamos emitir una nota coherente, debemos ser limpiadas. Este es el efecto que tienen las iniciaciones de Reiki. Limpian nuestros cuerpos sutiles de muchos bloqueos, creencias y limitaciones para que la vibración amorosa del universo pueda escucharse a través de nosotros.

La manera más fácil y armoniosa que conozco para hacer esa limpieza, es mediante Reiki. Es por eso que Reiki es un regalo, que llega para apoyar el proceso acelerado de crecimiento planetario.

Si una persona logra destaparse, limpiarse por sus propios medios y también logra establecer esta conexión con la energía universal, pues para mí es tan válido como los reikistas iniciados. Después de todo al Dr. Mikao Usui no lo inició otra persona.

Estoy plenamente de acuerdo en que el reikista debe estudiar y ser iniciado, pero estoy en pleno desacuerdo con lo costosos que se han vuelto estos estudios. A mí en particular me hubiera gustado hacer el nivel de maestría, pero los costos te los dan en dólares y son más de mil. En tal caso, mi opción va a que el reikista sí debe ser iniciado pero que los maestros reikistas deben bajar los costos para hacerlo más accesible a las personas interesadas.

Hay algo que me resulta curioso. Dices que "...los maestros reikistas deben bajar los costos para hacerlo más accesibles a las personas interesadas."

La pregunta que me hago es ¿cuán interesadas están esas personas?, ¿cuán interesadas en Reiki?, ¿cuán interesadas en el dinero?

Los maestros de Reiki que conozco, han estado lo suficientemente interesados como para pagar lo que cueste su maestría. Bajar los costos es hacer la maestría apta para los que NO están tan interesados como para pagar lo que cueste.

Parte de la maestría bien podría ser una reevaluación de la importancia relativa de los intereses espirituales y de servicio, en comparación con la importancia que se le da al dinero ¿no te parece? ¿Qué pesa más?, ¿qué tiene más importancia?, ¿qué está más cerca de tu pasión?

Por otro lado, hacer la maestría Reiki tiene el propósito central de iniciar a otros, algo que bien puede constituir una parte notable de los ingresos de un maestro Reiki. Si se tiene un compromiso con la enseñanza de Reiki, los alumnos llegarán de la manera más inesperada y seguramente se recuperará la inversión.

O sea que, como aprendizaje personal y como negocio, el costo de las maestrías tiene mucho sentido, al menos desde mi óptica.

Los principios de Reiki

Este punto de la resonancia que me explicaste me ha servido de mucho. Realmente el "no responder" con la misma frecuencia vibratoria que viene de terceras personas o que surge en uno mismo, por alguna circunstancia, es la llave maestra. En la práctica puede resultar difícil, pero creo que el asunto es estar atento e intentarlo ¿no?

Tal como cuentas, comprender este mecanismo y aplicarlo, puede convertirse en la llave maestra para cambiar radicalmente las relaciones de tu vida, que no son otra cosa que las relaciones contigo misma. Tú ya estás viviendo tu propia maestría en estas cosas ¿cierto?

Un conflicto fundamental a superar en estos casos, es el frenesí del ego. Como bien dices, hay que estar atentos. Si no advertimos la energía del enojo a tiempo, empezamos a resonar y para cuando nos damos cuenta ya se ha apoderado de nosotros. Llegado este punto, nuestro ego es el dueño y señor de la situación y es muy poco lo que podemos hacer. Las ideas de humillación, orgullo herido, "amor propio", se entronan en nuestros cuerpos irremediablemente y nos convertimos en títeres manejados por los instintos y las bajas pasiones...

Es lindo que te esté yendo bien con este proceso... muy lindo que estés gerenciando tu vida desde una perspectiva más consciente.

"Las ideas de humillación, orgullo herido, "amor propio", se entronan en nuestros cuerpos irremediablemente y nos convertimos en títeres manejados por los instintos y las bajas pasiones..." ¿Cuánto material contiene este fragmento para "desmenuzar" no?

Mira, creo que todos hemos sentido esas emociones y nos hemos sentido obligados a defendernos. Nos hemos defendido de mil maneras, cada una más agresiva que la otra. Pero el resultado de estas confrontaciones es muy pobre. Uno queda tembloroso y con mucha incomodidad. Otras veces sientes pena por toda la manera en que te comportaste y quieres que te trague la tierra.

Claro que hemos sido educados para reaccionar ante cualquier cosa que creemos que nos agrede, en lugar de enseñarnos que no existe la agresión sino la autoagresión.

La humillación es algo que se siente ante las acciones y las opiniones de otras personas, pero es uno quien elige sentir eso. Porque de algún modo tenemos creencias que nos hacen vulnerables a dichas acciones u opiniones. Esto tiene mucho que ver con que nos definimos a partir de lo que dicen de nosotros y de cómo nos tratan. Es parte de la costumbre de buscar afuera...

El "amor propio" es más bien un sinónimo para el orgullo. El amor no es de nadie, es sólo amor y no tiene nada que ver con defensas, castigos, barreras o propiedades. Maltratamos tanto la palabra amor que a veces suena ridícula y cursi en contextos en que debería servir como inspiración.

Bueno, nuestra personalidad, nuestro ego, ha sido condicionado según el ojo por ojo, pero ya somos grandecitos ¿no es cierto? Tampoco se trata de sentarnos a culpar a los que nos precedieron por las enseñanzas que nos dieron. Ya sabemos que cada quien hace siempre lo mejor que puede. Ahora tenemos la oportunidad de revertir ese proceso para nosotros y como consecuencia, para los que vienen después. Esto es parte del acto de magia que nos toca hacer a los trabajadores y buscadores de la luz.

Tenemos herramientas y no estamos solos. El momento propicio para hacer la diferencia es AHORA. No lo dejes para el otro lunes, como suele hacerse con esas dietas que nunca se cumplen.

Autorización para hacer Reiki

Yo acostumbro a usar el péndulo junto con la práctica del Reiki y lo primero que hago antes de dar Reiki o usar el péndulo para nivelación de chakras por ejemplo, es pedir permiso. Resulta que hay una persona en particular (mi esposo) que a veces no se siente bien y cuando pido "permiso", el mismo es negado. ¿Han tenido alguno de uds., algún caso en que se les haya negado el permiso para darle energía al alguien? ¿Qué creen que pueda significar?

Te comento que Reiki no se debe hacer sin el consentimiento de la persona que lo va a recibir. Esto es un principio que es universal, pues no sólo se aplica a Reiki, sino a las lecturas de Tarot, la TRE y muchas otras terapias.

A veces se acude al recurso de pedir autorización al Yo Superior de la persona, utilizando para ello el péndulo, el tarot, las runas, etc. Pero si es el caso de una persona cercana a ti, puedes consultarle directamente. No sé bien tu situación particular, ni si él te ha dicho que quiere Reiki o no, por eso te hablo en general como yo lo veo.

Si tú eres la que quieres enviarle Reiki y el no lo autoriza, puedes estar pisando el terreno movedizo de irrespetar su libre albedrío.

Si él quiere, no creo que necesites utilizar otra herramienta más para obtener autorización.

Realmente sienten que es tan "inamovible" la cuestión "permiso". Yo siempre siento que la buena onda, y la emisión de deseos hermosos no necesitan permiso para emitirse. Si tal cosa, no es aceptada, o no corresponde, el otro individuo tiene el mismo poder para bloquear... que nosotros de mandar.... no nos olvidemos que hablamos de energía, no de manifestación física tercerdimensional.

Respecto a lo que comentas, creo que en realidad no hay nada inamovible. Si quieres puedes mandarle Reiki a la gente cada vez que lo desees. Lo del permiso es una recomendación que puedes tomar o dejar, porque al fin y al cabo se trata de tu libre albedrío.

Creo que ya conoces la génesis del permiso como regla del Reiki, pero básicamente se debe, según cuenta la leyenda, a la experiencia personal de Usui al tratar a personas sin que lo solicitaran; lo que le trajo más de un reclamo desagradecido por parte de los que fueron sanados.

Esto del permiso tiene varias aristas para reflexionar:

- es un tema de respeto a la libre elección de los demás,
- un tema de no lanzarle perlas a los cerdos,
- un tema de responsabilidad personal de quien recibe y de quien envía la energía.
- otras

En otro nivel de cosas, la idea de ayudar a alguien con Reiki o por cualquier otra vía, al margen de la voluntad de la persona, me recuerda esta historia que resumo a continuación:

"Este era un compasivo y bondadoso hombre que, viendo cómo se esforzaba la mariposa por salir de su capullo, se armó de buena onda más deseos hermosos y decidió abrirlo él mismo y así liberar a la mariposa de semejante tortura. El resultado de este esfuerzo fue el esperado, la mariposa no tuvo que esforzarse más en salir de su apretada morada... Sin embargo, por el resto de su corta vida, la mariposa anduvo arrastrándose por el suelo, pues nunca consiguió desarrollar la fuerza necesaria en sus alas para poder expandirlas y volar..."

En la vida, puede ser muy apropiado aprender a no dejarnos llevar por lugares comunes como "lo bueno", "lo ético", "lo justo", etc. Podemos intentar ser más humildes y dar espacio para que la vida fluya y permitir que cada persona elija el camino que desea transitar, pues no hay tal cosa como "un camino bueno para todos".

Me han dicho que cierto texto cristiano comenta algo así como que "de buenas intenciones está hecho el camino que conduce al infierno". A mí no me consta, pero si nos guiamos por la suerte de nuestra mariposa...

Estoy de acuerdo en tu explicación, pensando en la tercera dimensión, pero tengo unas dudas: Primero, el Reiki para mí no es solo algo que se realiza en una camilla, siguiendo el manual habitual. Segundo: si debo pedir permiso, para imponer las manos a alguien y darle la mejor "energía posible", entonces ¿entiendo que debo pedir permiso a "mi enemigo" para desearle luz, o enviarle amor? Es decir, mi forma de verlo es que yo no interfiero en la "voluntad" del otro sujeto, solo pongo a su disposición una herramienta en la cual tengo fe, y pienso que probablemente la necesite y no sepa como pedirla.

Como te comenté al principio de la respuesta anterior, puedes hacer como quieras, pues es un asunto de libre albedrío. Parece algo trivial tal vez, pero es lo único que puedo decirte con sinceridad, pues esa es la única regla de este juego de la vida. Todo lo demás son acuerdos, convenciones, preferencias, mitos, miedos, sistemas de creencias y muchas cosas más, que los humanos hemos ido creando a medida que desarrollamos el juego.

Por supuesto que es a causa del uso que hemos dado a nuestro libre albedrío que hemos llegado a donde estamos, con todos los "pros y los contras" incluidos. Con el uso que hemos hecho del libre albedrío hemos generado karma y dharma, hemos construido y destruido y todo esto ha sido hecho en perfecto orden divino.

¿Cómo es esto posible? Pues a causa de que la energía universal es auto-equilibrada y compensa un movimiento a la derecha con otro a la izquierda. No hay acción aislada y cada elección que hacemos cambia el estado de las cosas automáticamente en todo el universo.

Reiki no es bueno ni es malo, así que si quieres enviar cosas buenas puedes intentar alguna otra cosa. Lo mismo si quieres enviar cosas malas. Reiki es energía universal auto-equilibrada y por tanto auto-equilibrante. Bajo la influencia de Reiki puedes esperar que un matrimonio termine rápidamente o se arregle milagrosamente, pero no puedes garantizar uno u otro resultado. Se dará el resultado que sea apropiado. Los conceptos de bien y mal son nociones éticas exclusivamente humanas y no tienen sentido alguno en el equilibrio real de las cosas. Reiki no tiene nada que ver con las historias de indios y cowboys, princesas y brujas o príncipes y villanos.

Yo elijo hacer Reiki esencialmente cuando me lo piden. Tú puedes elegir hacerlo cuando lo sientes o lo crees necesario.

Yo elijo aprender a aceptarme mediante la aceptación de los demás y sé que el resto queda hecho por añadidura. Es así que evito identificar a otros humanos como enemigos. Tengo la certeza de que todos tenemos todo el amor de la Fuente a nuestra disposición. Es por eso que me ocupo de encontrarlo para mí, sin juzgarme... de ese modo puedo despertar la motivación real en otros de buscarlo para sí mismos, por los caminos que ellos elijan y cuando estén listos.

Ahora, si bien el libre albedrío es algo que establecimos a nivel multidimensional como premisa de juego, Reiki es un asunto de 4ta dimensión, pues en otras dimensiones no es relevante ese tipo de procedimiento. Reiki es una forma amorosa de colocar armónicas de referencia para que los trajes humanos se equilibren con una frecuencia que recuerde el hogar. Así que, si bien la conexión es divina, la experiencia de Reiki sólo es relevante a nuestra 4ta dimensión.

Así pues, creo que todos podemos estar contentos ejercitando nuestro libre albedrío y asumiendo la responsabilidad por cada una de nuestras creaciones. Esta es la Era de la Responsabilidad, la que nos invita a ser co-creadores conscientes con el Espíritu. Más allá de "buenos y malos", se trata de elegir entre ser conscientes o no serlo. Eso es lo que hace la diferencia entre ser responsables o no. El humano bondadoso de la mariposa, es en realidad un tipo peligroso, porque ampara en su ansia de bondad un sinnúmero de conductas irresponsables e irreflexivas, sólo motivadas por su deseo de "hacer algo bueno".

Dicho esto, repito lo del inicio, sólo es un asunto de libre albedrío y cualquier elección que hagas es perfecta en orden divino. NO hay juicios. Los altibajos para los humanos involucrados serán menores si eliges consciente y responsablemente, pero de cualquier modo tu elección SIEMPRE es impecable a los ojos del Espíritu.

La sensibilidad en Reiki

Soy iniciada en nivel II de Reiki. Desde un principio me he dado cuenta que puedo percibir el dolor o malestares de las personas que trato, en otras ocasiones no es necesario que les entregue energía, el sólo hecho de estar en un lugar pequeño y que se mezclen las energías, me permite sentir lo que ellos sienten.

Veo que has estado muy movida en tu energía. Esto puede ocurrir porque estás muy expuesta. Cuando el aura está demasiado expandida y la receptividad es muy alta, la empatía o resonancia es mayor y puede tener consecuencias notables.

Ponte los símbolos cada día para proteger tu campo áurico y cuando hagas autoReiki, utiliza afirmaciones para que tus cuerpos aprendan a manejar las vibraciones bajas que recibes, como información y no como resonancia.

Algunas afirmaciones que puedes emplear son:

- Yo Soy Luz
- Yo Elijo resonar con altas vibraciones
- Mis cuerpos están alineados y unificados
- Mis chakras están en perfecta armonía

Luego podrás identificar cosas más específicas e incorporar las afirmaciones apropiadas al caso.

Una cosa más. Cuando escuches a otra persona, mantén el centro en ti. No te dejes arrastrar por la historia, no te pierdas en la historia, porque esa es una manera de crear empatía. En este caso te está ocurriendo de manera automática y no lo estás haciendo conscientemente, por eso te sorprenden las emociones. Debes mantener tu centro, ser siempre un observador.

Para que veas mejor la diferencia, te hago un paralelo con la manera de ver una película. Un espectador común ensueña y vive el film hasta en sus menores detalles, al punto de que cuando termina, tiene que tomarse su tiempo para reacomodar sus emociones y sus pensamientos.

Un cineasta, observa la película desde otra visión, atento a la manera en que se plasma el tema, los personajes, el guión, los efectos especiales, etc. Está consciente todo el tiempo, no se pierde en la historia, no se desequilibra. Sin embargo, comprende muy bien todo lo que ocurre y tiene una visión muy profunda de la situación, pudiendo plantear soluciones y aprender conscientemente de la narración.

Sigue adelante que tienes un gran don, sólo trata de ser tú quien lo use y no que se presente desordenadamente en tu vida. Ya aprendiste a caminar dominando tus músculos ¿cierto? Ahora aprende a usar tu visión a través de tu atención.

Reiki y la Crisis de fe

No son pocas las personas que se han iniciado en Reiki y luego de un tiempo de pruebas más o menos exitosas, deciden abandonarlo. Esta decisión muchas veces es inconsciente, tal como tantas otras decisiones que tomamos en la vida. Sin embargo, el hecho de que sea inconsciente, no quiere decir que no sea nuestra responsabilidad. Estar inconscientes ES nuestra responsabilidad.

Profundizando un poco más en las posibles causas de abandono, he encontrado como más relevante las siguientes:

1. No me siento capaz.
2. No tengo seguridad de que lo esté haciendo bien.
3. No me funcionó en algunas situaciones.
4. No creo que Reiki pueda ayudar en ciertas situaciones.
5. No creo en Reiki.
6. Simplemente lo olvidé.

De estas 6 causas fundamentales, las dos primeras atañen directamente a un asunto de fe. La duda está instalada en la mente del reikista, bloqueando toda capacidad de experimentar con la herramienta. La 1ra causa es la crisis de fe en uno mismo, que es una de las más complejas de abordar. La 2da es una combinación de duda en sí mismo y duda en el proceso que estás realizando, en este caso Reiki.

Estas dos causas son muy frecuentes cuando estudias Reiki desde una óptica emocional y vivencial que exalta y refuerza tu fe en lo que estás estudiando. Cuando estamos en crisis emocional, nuestra fe es inexistente, somos emocionalmente inestables y no podemos abordar las cosas desde este ángulo.

Las causas 3ra y 4ta se suelen relacionar más con una interpretación sesgada de la experiencia. Este es el caso en que he estado utilizando Reiki para obtener algo y el resultado no ha sido favorable para mi. Esto suele quebrar la fe en Reiki y hace que el reikista vaya dejándola de lado. Si, una comprensión emocional de Reiki puede conducir a este resultado también, del mismo modo en que se presentan las crisis religiosas cuando el Dios en cuestión no cumple las expectativas personales del creyente.

La 5ta no es una crisis de fe. Es una afirmación innegable de que el Reiki y el reikista no tienen nada que hacer juntos. Honestamente este caso no lo he visto sino en una ocasión. Es muy raro que alguien que haya estado en contacto con Reiki en cualquiera de sus formas, no le quede ni la duda de que puede servir para algo.

La 6ta causa tiene que ver explícitamente con la atención, el nivel de consciencia y la responsabilidad personal. Me ha ocurrido con más de un alumno de Reiki, que me comentan de alguna situación pasada o presente que les aqueja. Yo me limito muchas veces a preguntar: ¿le hiciste Reiki?

Bueno, no tengo que decir que la respuesta con frecuencia es NO. También debo reconocer que, en la mayoría de estos casos, la persona toma su responsabilidad, comienza a enviar Reiki y luego cosecha los resultados desde un nivel apropiado de consciencia.

Yo quería cultivarme espiritualmente, saber de todo para así poder encontrar lo que más me gusta y especializarme. Le pregunté a mi maestra por dónde empezar y ella me dijo aprende Reiki. Me gustó mucho el potencial de Reiki en teoría, pero en la práctica, aunque siento que funciona, creo que no es mi vocación. La verdad me llama más la atención la Astrología y la numerología. Tal vez no soy una sanadora física sino psicológica. Esa es la razón por la cual no seguí practicando, así que he perdido un poquito de confianza en mí misma...

Expones con mucha claridad tu relación con Reiki.

Yo pienso como tú. Para cada quien hay herramientas más afines que otras. La numerología y la astrología suelen tener una amplia aceptación, pues tienen muy presente el aspecto racional que es tan predominante en estas civilizaciones yang de cerebro izquierdo. Así utilizas el izquierdo como un bastón que te ayuda a recorrer el camino hacia tu cerebro derecho. Es decir, vas de la mano de lo racional hacia lo intuitivo. Una vez que agarras confianza, probablemente sueltas el bastón y te hechas a volar con tu intuición.

En Reiki este proceso no es siquiera necesario, pues no necesitas racionalizar ni intuir lo que tiene el paciente. No hay diagnóstico, sino equilibrio directo y simple, invocando el amor universal.

La acción de Reiki no es sólo física. De hecho, se obtienen resultados mucho más notables en las esferas emocional y mental. Así que, si te gusta tratar esas áreas, te recomiendo que de vez en cuando intentes con Reiki. Si quieres empieza por alguien con insomnio o algo así, para que veas el efecto que se logra.

Dada la necesidad que tenemos de utilizar el hemisferio izquierdo, en mis clases apelo a la comprensión energética del funcionamiento de Reiki, para que nuestro lado racional no se sienta relegado por esta técnica y la acepte como algo útil y comprensible.

Estoy convencida que no somos nosotros los que tenemos el poder de sanación. En mi caso personal, cuando canalizo energía no siento que poseo ningún poder especial, sino que tuve la gracia de cruzarme con esta técnica y siento que soy un brazo dirigido por lo trascendente.

Si, así como dices es perfecto. Yo siento lo mismo que tú.

Lo que ocurre es que cuando hablo de estas cosas se me entrecruzan los yoes. Para mi hay un yo-ego que es el que no tiene el poder consigo. Es el que nos da la habilidad de creernos separados de todo y de todos. Claro que con esa carta de presentación ese yo-ego no puede llegar muy lejos en el proceso de la sanación.

Existe también un yo-superior que es nuestro aspecto más elevado, angélico o divino, del cual no somos totalmente conscientes y del que nos sentimos separados gracias al yo-ego. Es todo parte del juego que elegimos al encarnar. Este yo-superior, que es nuestra verdadera esencia, tiene toda la capacidad de armonizar y sanar nuestros cuerpos en el plano físico.

Claro que para que esto suceda, tenemos que aprender a poner un poco de lado algunos aspectos del yo-ego que nos limita, para establecer la conexión plena con el yo-superior. La magia de Reiki radica en facilitar ese proceso iniciando la reconexión. Lo demás es tarea para la casa.

En cuanto a sanar a otros, es totalmente imposible, pues estamos en un plano donde la única regla vigente siempre es el libre albedrío. Lo que hacen los sanadores es crear un ambiente de equilibrio y armonía tal, que permita al paciente iniciar su propia sanación. Esta decisión se toma de modo más o menos consciente y en ocasiones se relaciona incluso con su plan de vida.

Aquí, algunas preguntas respondidas desde la perspectiva del Yo-ego y el Yo-superior:

Pregunta	Yo-ego	Yo-superior
¿Puedo equilibrar a otros?	SI	SI
¿Puedo sanar a otros?	SI	NO
¿Puedo equilibrarme?	SI	SI
¿Puedo sanar mis cuerpos?	NO	SI

Estas preguntas pueden resultar algo esquemáticas, pero las expongo sólo para aclarar un poco la idea anterior.

Hace poco hice mi 1er taller de Reiki, el curso me gustó mucho, pero en la fase de la limpieza energética, me he sentido muy frágil emocionalmente, paso de la ira al llanto con una facilidad impresionante. Mi debilidad emocional, ha afectado mi comportamiento y mis relaciones. Ahora tengo muchas preguntas como estas: ¿Realmente el Reiki sana? ¿Cura de qué? ¿Por qué sentirse tan mal para luego sentir bien? ¿Hay que pasar por un sufrimiento para luego pasar a niveles energéticos mayores o "renacer"? ¿Estos efectos son resultado de una mala práctica del Reiki? No sé...estoy dudando de los resultados positivos del Reiki.

Veo que estás experimentando algunas manifestaciones que podrían relacionarse con Reiki y creo apropiado acotar algunas cosas:

El proceso de limpieza energética de 21 días que incluye, entre otras cosas, realizar el auto-Reiki cada día, no debe ser interrumpido. Las irregularidades en este proceso, pueden detener las depuraciones que están ocurriendo, dejándolas a medio camino. En este caso se recomienda retomar el proceso desde el día 1.

En muchas ocasiones la autosugestión puede jugarnos una mala pasada. Es cierto que algunos procesos de depuración presentan síntomas y es responsabilidad de los maestros de Reiki alertar de eso. Pero esto no quiere decir que inevitablemente tenga que haber síntomas.

El proceso de depuración es tan intenso como lo que se debe equilibrar. Hay personas con pocos contrastes emocionales, que apenas sienten efectos en ese plano, pero si pueden sentir grandes síntomas a nivel físico o mental. Las personas con una emocionalidad muy amplia, es probable que experimenten una gran alternancia en sus emociones, como parte de su propio ajuste.

En cuanto a tus preguntas, puedo comentarte mi parecer, pero sólo tu discernimiento puede darte una respuesta que sea apropiada para ti.

¿Realmente el Reiki sana? No, no sana. La sanación la hace la persona por mecanismos que sólo podemos intuir. Reiki equilibra los cuerpos energéticos (físico, etérico, emocional y mental). Es responsabilidad de la persona mantener este equilibrio en su cotidiano vivir, con su actitud y sus niveles de atención y consciencia.

¿Cura de qué? Curar, a diferencia de sanar, puede entenderse como aliviar síntomas. En este caso, la acción equilibrante de Reiki logra armonizar las energías del físico y el etérico, mejorando la percepción de los síntomas. Esto puede ir más allá y convertirse en auténtica sanación, si el paciente está involucrado en el proceso a algún nivel.

¿Por qué sentirse tan mal para luego sentir bien? ¿Hay que pasar por un sufrimiento para luego pasar a niveles energéticos mayores o "renacer"? No es obligatorio sentirse mal para luego "renacer", pero cada persona vive estos procesos a su manera. Yo no me sentí mal con las iniciaciones de Reiki, salvo algún que otro síntoma gastrointestinal en el primer nivel.

Conozco casos que no tienen síntomas jamás y otros que si experimentan toda clase de cosas. Cada proceso es personal y no tiene caso generalizar la experiencia. Lo que puedas sentir, no se debe a Reiki, sino a tu propia configuración energética al momento de tomar la iniciación, así como a la manera en que has hecho tu limpieza energética.

¿Estos efectos son resultado de una mala práctica del Reiki? Como ya te comenté antes, si no has hecho tus 21 días apropiadamente puede que hayas abierto procesos que no hayan cerrado. Al final, es tu relación personal con Reiki lo que determina el resultado.

No sé...estoy dudando de los resultados positivos del Reiki. Los resultados "positivos" son tan probables como los "negativos" y ambos tienen su rol en nuestros procesos de vida. Reiki sólo equilibra. Lo demás es nuestra percepción y juicio de los hechos.

De todos modos, ninguna herramienta o sistema es "bueno para todos". Somos individuos, lo que quiere decir que somos únicos y por tanto no hay una sola cosa "buena para todos". Puede que Reiki no esté funcionando para ti. Pero a mí me parece que te está funcionando bastante bien y sus efectos te están asustando. Al parecer estás removiendo algunas certezas y defensas a las que te habías acostumbrado para enfrentar el mundo. Eso puede pasar y asusta. Claro que sólo estoy especulando.

Te recomiendo que no dejes de trabajar con el autoReiki y tomar en cuenta los principios de Reiki en tu vida.

Me da un poco de pena, pero siento que esta es la oportunidad de comentarlo y que me comprendan, yo hice el primer nivel de Reiki, lo he practicado solo conmigo, porque me da pena decirles a otras personas, lo intenté en mi casa y se dejaban, pero como por complacerme y eso me desanimó por lo que ya no lo practiqué más.

Siento como una necesidad de hacerlo, incluso a veces siento un cosquilleo en las manos y me lo hago a íí misma o a las plantas y se me quita. ¿Esto quiere decir que después que uno recibe la iniciación, la energía comienza a fluir y es necesario practicarlo?

Que bien que te animaste a compartir tu experiencia. Mira, una vez que te inicias eres un canal Reiki y a los canales Reiki se les ponen las manos calientes o les dan cosquilleos sin razón aparente. A veces con sólo hablar de Reiki sientes el calor en tus manos.

No estás obligada a practicar Reiki ni vas a recibir ningún castigo si no lo haces. Pero ¿te has puesto a pensar en el potencial enorme que tienes al estar iniciada en Reiki? ¿Recuerdas lo qué te movió a hacer Reiki en primer lugar y la magia de la iniciación? Que desperdicio desconectarse de esa maravillosa energía ¿verdad?

Para mí lo que haces está muy bien. Cuando sientas ese cosquilleo déjate llevar por tu intuición e impón las manos sobre tu cuerpo, el de otro, una planta, un animal, etc.

Si la gente a veces no te pide Reiki o piensas que lo reciben por complacerte, es porque tú sientes algo de temor e inseguridad con la técnica y sus resultados.

Me ha pasado eso con varios alumnos que he recibido con un nivel I y cuando retoman Reiki, la reacción de los familiares y amigos es de mayor aceptación. Esto es porque ellos mismos se han aceptado como reikistas.

Si al principio se retiraban con excusas y con algo de pena para hacerse el auto-Reiki, después todos los familiares están cuidando su espacio y tiempo para que se haga sus sesiones en paz y les protegen de cualquier distracción o intromisión.

Es un fenómeno que tiene mucho que ver con lo que uno proyecta. Por eso practica mucho contigo, siente la conexión, alegra mucho tu corazón y recuerda que tú eres Dios. Los pedidos de Reiki vendrán solos. ¡Ya lo verás!

Me inicie en Reiki hace un mes, estando emocionalmente inestable, con una leve depresión. Tiendo a dudar de mí misma, de si lo estoy haciendo correctamente o no. Hay días que me siento muy conectada, otros me despierto levemente melancólica y me cuesta un tanto conectarme con lo hermoso de Reiki. Pese a mis problemas de autoestima siento con todo mi corazón que ¡estaré muy bien, pues sé que me estoy sanando, levemente, pero lo hago!

Sí, es como dices. En momentos de depresión y baja autoestima, es cuando más necesita uno el Reiki, pero entonces la confianza flaquea y no nos decidimos a echarle mano.

Es precioso lo que estás haciendo contigo. Primero, has tomado conciencia de cosas que no te gustan, que quieres cambiar y luego, te has comprometido en cambiarlas. Además, aceptas que ese cambio se produzca a su tiempo, a su paso, para que sea en profundidad, no superficial. Creo que con esa actitud tienes una gran parte de la batalla ganada. Sólo aplícale perseverancia y todo saldrá bien. Recuerda que Reiki no es un asunto de fe. Es energía, siempre se trata de energía y la naturaleza de la energía es fluir...

¿Puede Reiki regenerar el tejido nervioso desahuciado?

Me gustaría saber si con Reiki se puede estimular o activar la regeneración de tejido nervioso gravemente dañado, para ser más precisa, "seccionado".

Creo que Reiki realmente puede apoyar la creación de milagros, habida cuenta de que el milagro lo realiza siempre el propio "paciente" (es una ironía que se le llame paciente si es quien hace todo el trabajo ¿no?).

En mi experiencia particular, inicié en Reiki a una persona con esclerosis múltiple. Sabes que es una enfermedad en la que se pierde la cubierta de los nervios y se producen cortocircuitos entre las señales nerviosas. Esto trae consigo grandes problemas de coordinación a todo nivel, motriz, mental, etc. Con el tiempo llega a afectar el funcionamiento del sistema nervioso autónomo a un grado tal que afecta las funciones vitales y compromete la vida de la persona.

Esta persona, luego de la iniciación, comenzó a recuperar su coordinación mental, a recobrar la memoria que estaba perdiendo, a coordinar mejor los movimientos, y su calidad de vida mejoró muchísimo. La pregunta de si recuperó la cubierta nerviosa con Reiki, no la puedo responder. Pero el resultado habla por sí mismo.

Creo que la persona lesionada puede obtener beneficios de Reiki para su recuperación, pero los ingredientes fundamentales es que sea constante y no dude de su capacidad de curación.

Reiki propicia un estado de equilibrio tal en nuestros cuerpos, que permite la expresión del poder de autocuración personal. Si la persona elige tomar sesiones con alguien puede ayudarle mucho. Si además se siente motivado a aprenderlo para aplicarlo el mismo, pues mucho mejor.

Reiki Energía Inteligente

He escuchado que la energía Reiki es inteligente. ¿Tiene esto sentido? ¿No es la inteligencia un atributo humano?

Lo de energía inteligente... creo que inteligencia no es tal vez la palabra adecuada ¿no les parece? la inteligencia es sólo una expresión de nuestras limitaciones, aunque no lo parezca. Sabia, suena mejor ciertamente, pues la sabiduría no depende de conocimientos, ni de percepciones del plano físico. Y lo mejor de todo es que ni siquiera necesita explicar las cosas.

Llamarle inteligente a la energía Reiki, tiene que ver, entre otras cosas, con:

- la capacidad que esta tiene de ubicarse donde "debe"
- la ausencia de polarización de esta energía
- la capacidad de actuar de acuerdo con nuestra intención
- la capacidad de actuar independiente de nuestra intención
- la capacidad de borrar barreras temporales y espaciales
- su inmaterialidad

Seguro la lista puede ser mucho más larga, pero estos puntos pueden ser un buen punto de partida para empezar eso que nos hace percibir la energía Reiki como "inteligente".

He oído decir que "Con nuestra mente -incredulidad, racionalidad- y con nuestras emociones -miedo, desconfianza-, podemos bloquear o sabotear cualquier trabajo energético". ¿No se tratará de una voluntad superior que provoca el bloqueo?

Es probable que sea así como dices, pero en medio de todo este juego, la única regla que solemos dejar de lado es el libre albedrío. El humano dormido es víctima de todas las circunstancias, mientras que el humano despierto es maestro en el manejo de las circunstancias. Es un asunto de nivel de consciencia que no se ubica afuera, ni arriba, sino dentro de nosotros.

Experiencia de iniciación a Distancia

He practicado tratamientos de Reiki a distancia enviando energía a diferentes latitudes y en clientes con diversos grados de entendimiento acerca de la sanación con energía. Es por eso que puedo afirmar que, en Reiki, la distancia no es un obstáculo para que se opere el proceso de sanación. Incluso he podido notar que en algunos clientes la percepción y el impacto de Reiki, es mayor a distancia que en presencia.

Hace casi un año se abrió una puerta para mi práctica de Reiki, que no había considerado seriamente antes: las iniciaciones de Reiki a distancia. Todo comenzó por una amiga que vive en Europa. Tenía su padre enfermo y me pidió que la iniciara para poder ayudarlo. Su padre era también mi amigo, así que casi sin reflexionar, elegí escuchar a mi corazón y terminé iniciándola.

Lo relevante de este hecho, es que en ese momento se sembró la semilla de algo que se ha convertido hoy día en una experiencia maravillosa para mí: las iniciaciones de Reiki por internet.

Estimulado por otra amiga a quien inicié por internet, he estado formando reikistas a distancia, trabajando en videoconferencia para proveer contacto audiovisual durante el proceso. Los resultados obtenidos por los reikistas, tanto en sus procesos personales como en el tratamiento a terceros, han sido notables y en nada se diferencian de los resultados obtenidos por mis alumnos presenciales.

Me permito compartir esto con ustedes, con el fin de aportar una evidencia más de que para el Reiki, como para el amor, la distancia no es una limitación.

HABLAN LOS ALUMNOS

Francesca

Tratar de contarles lo que podemos llegar a Ser a través de Reiki no es tan sencillo, simplemente porque estamos frente a una experiencia energética que constantemente nos transforma y renueva, haciéndonos vivir la realidad en un modo distinto y que difícilmente se pueda explicar sólo a través de palabras.

Son escasos 2 meses que sintonizo con esta energía tan hermosa y cada día doy gracias por permitirme disfrutar de este regalo. Hasta los momentos, las experiencias más importantes las he vivido en el plano personal. Quiero decir con esto que, aunque al aplicar Reiki he obtenido resultados muy buenos con personas, animales y plantas, ha sido aún más intensa la experiencia dentro de mí, porque definitivamente esta es una energía que actúa primero sobre nuestra consciencia y luego, con el poder de nuestra intención, se manifiesta sobre todo lo demás. Les cuento algunos episodios.

Primer Nivel. Las primeras semanas no fueron fáciles. La experiencia de la iniciación fue como recibir la cachetada emocional más importante de mi vida. En esos 10 minutos que duró, sentí cómo me limpiaba por dentro de todo lo que en los últimos años me perturbaba, inclusive de sentimientos que hasta ese momento no había sido capaz de reconocer.

Los 21 días posteriores de limpieza, me fueron sincronizando con lo que yo llamaría "la otra realidad". Es como si empezaras a experimentar las cosas y a las personas desde otra perspectiva. Sientes que tu cotidianidad sigue su ritmo normal, pero tu mundo interior ya no es el mismo; definitivamente marcha a otro ritmo. No te desligas de tu realidad, pero interiormente la comienzas a vivir con desapego, con objetividad, con más consciencia. Es como si ajustaras las manecillas de tu reloj interno y las adelantaras sólo un par de segundos, permitiéndote reaccionar ante todos los estímulos de un modo completamente distinto, diría proactivo.

Esta experiencia me ha llevado a sentir una paz emocional que cada día toma más forma. No es fácil verse así (de adentro hacia afuera) porque estamos acostumbrados justamente a lo contrario. Y se puede entonces caer en la tentación de comenzar a inventar excusas para no seguir adelante con Reiki. Hay que tener mucho valor también para aceptar dentro de nosotros algo tan hermoso y simple y a no sabotearnos los momentos de bienestar para reemplazarlos por problemas, mecanismos que usamos para llamar la atención de los demás y que muchas veces dan "buenos" resultados, pero a costa de nuestra salud.

Si vamos a ayudar a los demás, primero debemos hacernos responsables de nosotros mismos y eso es lo maravilloso de

Reiki porque una vez que sintonizas con tu verdadero Yo, se desprende la máscara.

Notas Segundo Nivel. Llegué muy bien al curso. La iniciación volvió sin embargo a hacer de las suyas, pero esta vez a nivel físico. Terminé el curso con 38.5° de fiebre y en un estado mental que ni la suma más sencilla hubiese podido resolver. La fiebre se me quitó sólo el día en que el grupo me realizó la curación a distancia, que habíamos establecido como método de práctica diario sobre cada uno de nosotros. Estuve con fiebre, sinusitis y un malestar general por aproximadamente 1 semana. Tuve la primera jaqueca de mi vida y a partir de allí todo comenzó a cambiar a mejor. Aclaro que ni en el peor de los momentos interrumpí mis sesiones de auto-Reiki y las de curación a distancia.

Con este nivel me sentí como si estuviese constantemente ausente.

Durante los 21 días de limpieza, en algunas prácticas del auto-Reiki, tuve varios episodios muy hermosos que consistieron en experimentar microsegundos de profunda e intensa felicidad. No alcanzan ni las mejores palabras para describirlos. Hay simplemente que vivirlos.

Y Arístides tenía razón cuando nos contaba en sus cursos que esta Energía está al alcance de todos. Él lo transmite de una manera tan natural y espontánea que hasta dudé que fuese posible sintonizarla sin tanto esfuerzo y sin necesidad de llegar a ser un "Iluminado" o algo parecido.

Gracias a Arístides y a todos con quienes compartí esta experiencia que apenas comienza y de la cual ya empiezo a sentir sus beneficios en cada uno de los aspectos de mi vida.

Cecilia Camargo

Para mí el Reiki ha sido una ventana a la paz. Al principio no conseguía ser consecuente con él, pero cuando lo logré me sentí diferente, soluciono mis problemas de una manera distinta y desde el corazón, me siento mejor en todos los aspectos, tengo más paciencia y sé que es una herramienta eficaz en todos los momentos de mi vida, he ayudado a amigos y familiares y me siento más cerca de Dios. Siento que soy una sencilla herramienta con la cual él trabaja para ayudar a los demás.

Mimi Urrunaga

El maestro Dunas, llega a mi vida y es a través de Reiki que se inicia una transformación, no solo a nivel profesional pues yo ya venía trabajando por años en terapias, sino que primero y ante todo, a nivel personal.

En nuestro trabajo conjunto y tan dedicado de su parte (que jamás acabaré de agradecer), se empieza a operar en mi un gran cambio, lo que él llama los niveles de conciencia, el poder estar despiertos, el poder estar acá y ahora y el poder lograr una coherencia entre el sentir, el pensar y el actuar... el atreverse a romper hasta el más arraigado de los esquemas y conceptos a los que me pude sentir atada, hasta operarse un profundo cambio en mí y por lo tanto, este cambio empieza a cambiar mi vida y mis seres queridos. Pronto me di cuenta que no sólo yo y mi mundo nos estábamos transformando, sino que mi concepción de la vida misma, había cambiado, está cambiando...

Como es natural todo esto lleva a un cambio radical y maravilloso en mis técnicas de trabajo terapéutico y así las personas a las que trato se han visto enormemente beneficiadas, de forma muy rápida y a la vez muy sutil, pues Reiki obra de un modo tan sabio que no hay forma en la que no haya respuesta. He visto, del mismo modo que primero lo vi en mí misma, que las personas tratadas, dan un gran cambio positivo y luminoso en sus niveles de conciencia, en la salud física, en lo emocional, en lo espiritual y he visto con emoción cambiar sus vidas y con una sonrisa en la boca, casi sin ningún esfuerzo.

Las enseñanzas de Dunas y Reiki, son un cambio permanente, son un estar lo más alerta que se puede, un estar listo siempre, para ver el milagro y la magia de la vida misma.

He vivido el milagro en mis tres niveles de Reiki, tras bellas experiencias y vivencias, casi mágicas, en cada una de las iniciaciones que recibí... aprendiendo que no hay distancia, no hay límites para la luz y la energía, que no hay obstáculo para la entrega y dedicación de un buen maestro que los dioses pusieron en mi destino.

He podido trabajar junto a Dunas en varias iniciaciones a distancia, en personas muy diferentes entre sí y con diferentes tipos de vida, fe y expectativas ante Reiki y he visto en todas producirse grandes cambios, ya le tocara al maestro y a ellos hacer sus comentarios al respecto.

Yo les diré que al presenciar las iniciaciones he tenido vivencias tan intensas y bellas que pocas serían las palabras que pueda encontrar para describirlas. He visto junto a Dunas transformarse las vidas, abrirse los nuevos universos... sigo viendo sutiles cambios.

Hemos aprendido junto a Dunas y a los compañeros de camino a transformarnos y a amarnos con un amor real e incondicional hacia nosotros mismos, como grupo humano, sin que la distancia y el tiempo sean límite alguno. He visto y he vivido en mí misma grandes amistades, grandes hermandades y grandes risas, porque también aprendimos a reír y a carcajadas. He podido ver la magia, la alquimia y la transmutación.

Hemos visto y acompañado nacer y morir a seres humanos, estando con ellos en los procesos. Hemos visto volver a la vida a varios que se creían acabados para el arte de vivir. Hemos visto renacer sueños, ilusiones y esperanzas. Hemos podido renacer, nosotros.

¡Namasté Maestro Dunas! Namasté a la vida y a los maestros que me guían. Acá empieza un nuevo camino.

Joana Braca

Reiki es un portal hacia muchas dimensiones, es como el amor incondicional (siempre está allí, por y para todo y es gratis) es un privilegio, una bendición, un despertar de la conciencia, un nuevo amanecer. Con Reiki I: tome conciencia de mi cuerpo: ahora no fumo, no como carnes rojas, ni pollo, las bebidas alcohólicas, las uso sólo para lo que elijo porque ahora lo hago concientemente. Reiki II: fue un huracán rosa, removió todo desde mis entrañas (fuerte a nivel emocional), pero lo llenó todo de amor y me dio esperanzas y un por qué más para vivir. Reiki III: "sencillo" pero más poderoso que un Tsunami, con sólo pensar ya se crea un estado de sanación; la anécdota más conmovedora fue un curetaje (mini cirugía) aplicada a una joven con una caída de varios escalones y magulladura en cadera, tuvo que ser rápido porque no había otra manera, se realizó curetaje no más de 5 minutos: el hematoma y como diríamos en coloquial "el chichón", desapareció instantáneamente, fue milagroso. Reiki es mi vehículo transportador y mi gran amor.

Haydeé Belisario

El año pasado tuve la dicha de iniciarme en Reiki. Si me preguntan ¿qué ha sido Reiki para mí? simplemente les diría que el estar en sintonía con esta Energía Divina me ha permitido comprender lo sencillo que es vivir y que somos nosotros los que complicamos nuestra existencia con todos los conceptos equivocados que hemos almacenado a través de ella.

Reiki me ha ayudado de una manera tan imperceptible, pero a la vez tan palpable que casi sin darme cuenta ha obrado cambios en mi vida que antes creía imposibles de lograr. Me han sucedido acontecimientos que en otro momento hubiera dicho que "son increíbles". Ahora sé que en todo lo que nos sucede hay cosas para aprender y que precisamente pasan, porque es la única forma de crecer espiritualmente y así superar esas aparentes limitaciones.

El elevar nuestro nivel de conciencia nos permite vivir cada día con agrado "sabiendo que todo tiene solución", dedicándonos a lo que hacemos con gratitud y amor.

Por último, doy Gracias al Universo, a mi profesor de Reiki Arístides Molina y a todas las personas que me orientaron hacia el estudio de Reiki porque ellos me permitieron entrar en sintonía con algo que simplemente es MARAVILLOSO. Con Amor, Haydeé

Marinela Ramírez

Mi experiencia Reiki: Conocí a Arístides Molina al colaborar en su periódico Canal de Luz. Leía sus artículos sobre Reiki y otras materias, hablábamos de muchos temas al tiempo que observaba su actitud ante las personas, las situaciones y el aprendizaje. Comprendí que Reiki era "algo" fundamental que yo me había estado perdiendo; que cuanto había leído y conversado con reikistas era insuficiente para captar su esencia y que era mucho más que una simple técnica: una actitud ante la vida, una forma diferente de sentir la energía del universo y de fluir con ella. Me inscribí para la siguiente Iniciación con la certeza de que aprendería algo importante, aún no sabía qué, aunque mi parte racional todavía me decía que, de seguro, la experiencia llegaría hasta allí. Sin embargo, mi contacto con Reiki me movió muchos esquemas y me abrió a una nueva dimensión de la energía a la cual no había accedido con la Energía Universal, la Terapia Floral, la Radiestesia o la Meditación, cultivadas por más de 20 años. Como resultado, seguí adelante y, luego de los 21 días de auto-Reiki, me apresté a recibir la Iniciación del Segundo Nivel, tras la cual siguieron otros 21 días de prácticas aún más intensas y mi motivación por realizar el Tercer Nivel. Cada iniciación supera mis expectativas con creces y me enriquece personal, emocional y espiritualmente.

Profundizando en este contacto amoroso conmigo, con el otro, con el universo, he experimentado una apertura interna, una guía que me marca el camino a seguir. Tengo un mayor estado de alerta, he dado pasos importantes de realización personal como el afianzamiento de mi relación de pareja, pasando por el matrimonio, ha aumentado mi capacidad de dar y recibir amor, me he abierto a la prosperidad y he iniciado la publicación de libros que venía escribiendo desde hace 7 años. Mi primer libro (Sobre Tarot y autoconocimiento) sale al mercado al tiempo que éste.

A la fecha ya estoy inscrita para realizar la Maestría Reiki, con la certeza de que despertará algo aún dormido en mí y me brindará escenarios para el crecimiento y alquimia interior que estaré consciente y dispuesta a aceptar, como nunca antes. Namasté.

Beatriz Lozano

Mi experiencia con Reiki I y II ha sido y sigue siendo una experiencia positiva y asombrosa desde cualquier ángulo, desde donde lo enfoque. Todo sigue sucediendo día a día... Definitivamente, algo pasó conmigo desde que me inicié con Dunas y ese algo que sucede día a día, lo siento reflejado en lo que hago, ya sea pequeño o grande, trascendente o intrascendente. Lo puedo palpar en mis relaciones con otras personas y conmigo misma.

Me entiendo más, me quiero más, ¡hasta la gente me sonríe en la calle, sin motivo aparente! y sigo en el proceso, practicando, porque sé que recién estoy empezando, descubriendo un universo nuevo, pero caminando de hecho, más ligera, más consciente, más feliz... simplemente viviendo Reiki.

Yanira Molina

Cuando el maestro Dunas me pidió que escribiera un testimonio sobre lo que el Reiki "hizo" por mí, le dije sin dudar: claro, es pan comido, pero en el momento que me senté a escribir me quedé en blanco. ¿Cómo escribir los cambios tan sutiles pero profundos que permití a la "energía Reiki" realizar en mi vida? Como el Tao que puede ser expresado en palabras no es el verdadero Tao, el Reiki y su influencia que pueda expresarse en palabras no es el verdadero Reiki, aquí va una aproximación.

Para empezar la llegada de esta energía a mi vida fue muy causal. Desde el momento que escuché hablar de ella pensé que era una locura más de mi padre, que estaba en un proceso para cambiar su vida y como yo estaba "a gusto" con la mía, no tenía nada que hacer con eso. A los meses, conversando con mi padre sobre que íbamos a tomar para acompañar nuestra cena, sentí la certeza de quería "esa cosa de Reiki" y desde ese momento cambié profundamente.

Antes de Reiki era una persona con muchas trabas emocionales, muchos miedos que estaban escondidos bajo una gruesa máscara que los hacía completamente desconocidos para mí. Después del Reiki se fueron todos... mentira. El Reiki me ayudo (y todavía lo hace) a adelgazar la máscara poco a poco, permitiéndome ver a través de ella, descubriendo las múltiples facetas de mi ser que, ni buenas ni malas, son parte de mí, haciéndome más consciente de quien yo soy. El camino para mí apenas comienza y me llena de GRATITUD el contar con esta herramienta tan hermosa.

Siomara Gálvez

"El Reiki es un regalo de amor que nos da el universo", dijo mi maestro Arístides cuando inicio la charla de iniciación. Estoy totalmente de acuerdo con él y expreso mi agradecimiento infinito de todo corazón.

Resulta que comencé el camino como paciente, padeciendo de insomnio por varios años. Le comenté por casualidad a Arístides y me propuso que me dispusiera a recibir "algo" durante varios días en la noche. Con desconocimiento total de qué se trataba me acosté tranquilamente a lo hora acordada. En ese momento tuve una sensación de calor que me abrazaba y a la vez me halaba, seguida de sonidos de pequeñas campanas en un corto repique. Acto seguido me dormí. Desde este maravilloso suceso ya han pasado 3 años que duermo sin dificultad.

Esta experiencia inclinó mi brújula en la búsqueda por conocer ese "algo" que me había sucedido, de manera que conscientemente pedí iniciarme en el conocimiento y práctica de ese recurso. Actualmente estoy en 2do nivel y durante este período he asumido el Reiki como una experiencia valiosa en mí día a día. Su práctica reiterada me brinda confianza y paz en la solución de mis desafíos, lo que se traduce en un cambio en la percepción y manifestación de mi vida. Es como usar un marcador y decir antes del Reiki y después de Reiki.

La experiencia a través del Reiki hace que tome cada vez más consciencia de que tenemos el potencial de manifestar lo que queramos, funcionando el Reiki como un instrumento que concentra y permite nuestra elección.

Graciela Zerpa Urbina

Mi experiencia Reiki. Cuando pensé en hacer Reiki, me pregunté: ¿y para qué quiero yo esto?, no me veo en una camilla haciéndolo, que cosa tan rara, eso es simplemente una imposición de manos, es lo mismo que hace un señor que yo conozco, además no me hace falta, tengo mi trabajo, lo que me gusta es la Astrología y no me identifico mucho con la ideología Japonesa. En ese momento lo único que me aficionaba era hacer cursos, cursos y cursos. No sabía ni que buscaba. Cada vez tenía más información, pero estaba muy confundida, vacía y triste. Pero un día noté un cambio en mi cuñada que, de ser alguien extremadamente metódica con su vida y vivir todas las semanas en una clínica u hospital por asma; la encontré totalmente relajada, feliz y aparentaba como diez años menos, aparte de que me provocaba estar y hablar con ella todo el tiempo.

En ese mismo momento yo me encontraba conociendo a Arístides y acudí a una charla, aunque no tenía ni mera idea de que era esto fui a escuchar la información. Él en 1 hora, me dejo impresionada y automáticamente en Diciembre del 2004 hice el primer nivel de Reiki. Fue una experiencia mágica desde la iniciación. Sentí como si un caudal de energía recorría mi cuerpo de la cabeza a los pies. Después noté que, al dejar caer mis brazos, estos no tocaban mi cuerpo, era como que rebotaban y rebotaban. Por otro lado, al apoyar mis manos para dormir, en reposo, yo sentí como si éstas flotaban sobre el colchón. Y sentí: Waoo! qué sensación tan divina. En ese momento creí que Reiki era sólo sensorial.

Seguí día tras día practicando la autocuración, hasta que comencé a sentirme mejor y a depender menos de medicinas, calmantes y libros para buscar respuestas en todos lados. Me di cuenta que estaba más tranquila, me chocaron el carro y en vez de bajarme y medio matar al hombre que me chocó (como era lo habitual en mi) ese evento ni me molesto. Me sentía más feliz conmigo misma, con mi familia y mis amigos. Mejoró mi relación de pareja y comencé a aceptar el mundo como es y sentir que todo está en perfecta armonía.

Observe en la calle que todo el mundo me sonreía y me daban los buenos días, me atendían de buena forma y todo en mi vida fluyó de manera mágica. Entonces comprendí que Reiki no era un hobby, un trabajo o algo que iba a practicar de vez en cuando, sino que ahora Reiki era yo, es todo lo que me rodea, es una forma de Vida con su propio ecosistema. Ahora cada vez que encuentro a alguien buscando esa respuesta mágica de la vida, y sintiéndose inquieto por ese no sé qué, que nos hace sentirnos vacíos y desdichados aunque hemos logrado todo lo que en esta vida nos hemos propuesto; le recomiendo que antes de hacer cualquier terapia, curso o taller vivencial de crecimiento personal, holístico, esotérico etc., etc., etc., comiencen por iniciarse en Reiki y sientan que las puertas de todo lo que quieran desarrollar en su vida se van a abrir de forma mágica y perfecta. Mi opinión muy personal es que REIKI fue el primer paso para sentirme viva.

Gracias. Namasté

Miriam Coronado

Si bien las iniciaciones I y II fueron recibidas con gran amor y receptividad, fue la III la que marcó algo diferente, lo que me permito compartir en esta bella obra de mi maestro Arístides Molina:

1- Durante la iniciación se manifestaron 3 Maestros Budas que entiendo serían mis maestros regentes para el trabajo con Reiki. Finalizada esta fase recibí lo siguiente:

"Lo transitado no ha sido más que recorrer las huellas dejadas en otros tiempos y espacios. Aprender y desaprender hasta encontrar los extremos del ciclo que se cierra, tal es el objetivo del recorrido vivido en cada iniciación. Superar la voluntad del ego por la voluntad divina es encontrar la humildad y sencillez del corazón que habita en cada discípulo del sendero de iniciación, he ahí el Gran Tesoro que se instala en cada iniciado".

2- Cuando llegué a mi casa luego de culminar los ejercicios posteriores a esta III iniciación, empecé a sentir que estaba en dos dimensiones al mismo tiempo. Me aquieté al interpretar que esto formaba parte del ajuste de frecuencias que seguramente había sucedido durante esta iniciación. La experiencia, si bien es la segunda vez que esto me sucede (la anterior fue en otra iniciación), demanda por parte de nosotros una templanza y convicción de lo que está sucediendo, ya que no es fácil ver y sentir que al mismo tiempo están sucediendo eventos con aparentes realidades diferentes. Es como estar leyendo este libro y al mismo tiempo se está jugando pelota en una playa. Luego de tres horas aproximadamente que duró esto, reflexioné que la energía desplegada por el uso del Antahkarana pudo haber ayudado en esta vivencia paralela de dimensiones.

Con amor y bendiciones,

Dra. Rossbi Infante

Realmente he tenido muchos testimonios gracias a Dios ya que mi día a día es servir de vehículo para hacer sanaciones a distancia y directas. Pero me parece muy interesante este caso donde una señora tenía un cáncer en el seno derecho formado por una bola muy densa, le hicimos varias sesiones de Reiki y a los días se sometió a otra mamografía y no hubo necesidad de operarla ya que bajó el abultamiento que tenía en su seno. Fue maravillosa esa experiencia y como esa hay otras, pero es la que visualmente más me ha impresionado. Toda acción hay que llevarla a cabo con muchísima fe y sobre todo cuando son sanaciones.

Grecia Palma

Qué alegría compartir con ustedes lo que ha hecho Reiki en mi vida. Reiki es Amor y ha transformado mi vida y me ha ayudado a fortalecerme, a crecer, a amar-vivir. ¿Y qué es vivir?

Vivir es imaginar y soñar. Vivir es sentir y es crear. Es también pensar, decir y oír. Vivir es creer en uno y en los demás. Es dar y compartir. Vivir es llorar y es reír. Vivir es el don más preciado que Dios me pudo dar. Vivir me hace Dueño del Sol y del aire, del cielo y los vientos, de las montañas y las estrellas. Reiki me hizo dueña de mí misma y de mis decisiones. En pocas palabras, de lo que soy y pretendo ser.

Yanira Herrera

A nivel personal he utilizado Reiki para equilibrar mis emociones. En el primer nivel hubo pruebas fuertes a nivel familiar, especialmente porque estuve recuperando el control de mi vida. En el segundo nivel se movió mucho también la parte emocional. Creo que todo trabajo en el planeta tiene como raíz las emociones y el trascender se da ahí. Llegó una persona a mi vida que tenía el "vicio" de controlar las relaciones. En otras circunstancias, tal vez me habría dejado llevar, pero me di cuenta que era conducida hacia allí y comprendí que no quiero una relación de control, sino de compartir desde el corazón y sin inhibiciones.

Con los símbolos me pasó algo curioso. Estoy en la calle esperando un autobús y veo un perrito muy enfermo. Caminaba en tres patas, arrastrándose. Me concentré un momento y le hice el símbolo de la fuerza. A los pocos segundos el perro se me acerca caminando perfectamente en sus cuatro patas y con un excelente semblante. ¡Fue una gran impresión!

El caso de mi hija es interesante. Se cayó y los médicos dijeron que tenía que operarse la rodilla derecha. Busqué los mandalas Antahkarana y comencé a trabajar con ellos. Le hice un total de 5 sesiones. También le hice acupuntura 4 veces y estuvo 4 días con la férula. Cuando se hizo la resonancia magnética, no hizo falta la operación y estaba caminando perfectamente. En la resonancia apareció como si la lesión hubiera cicatrizado.

ACERCA DEL AUTOR

Arístides Molina (Dunas) es Ingeniero, Maestro de Reiki, Terapeuta y Coach de Vida, especializado en procesos activación personal y gestión emocional.

En su camino de desarrollo personal, Reiki siempre ha sido uno de sus pilares fundamentales. Ha formado cientos de terapeutas en Reiki, Tapping, Maestría de Vida y otras disciplinas.

Más información:
http://estoesreiki.com
http://aristidesmolina.com

Si consideras que este libro te ha aportado una mejor comprensión de Reiki y de sus posibilidades; te agradecería que lo comentaras en Amazon para que otras personas, como tú, también se beneficien de las ideas plasmadas en este libro.

Compartir es crear y crecer.

Gracias de antemano por apoyar a la comunidad de Reiki.